本当に明日から使える漢方薬シリーズ　番外編

リラックス外来トーク術

・・・・「じゃあ、死にますか？」・・・・

推薦の序

私は内科医である。新見先生は外科医である。本来、このような書を著わすのは内科医が多く、私が書いて、新見先生が評するのであれば、納得できるのであるが、ともかく、「これを書いたので書評を書いてくれ」という新見先生の申し出に驚いた次第である。

私の専門は、代謝学であり、糖尿病や脂質異常症の患者さんを診ることが多い。当然、これらの患者さんでは動脈硬化性疾患の発症頻度が高く、そのような検査も多くする。その結果、新見先生の専門とする閉塞性動脈硬化症の患者さんをお願いすることから、新見先生との併診が多くなり、先生との親交も深くなっているというのが診療上のつながりである。

一方、私が本学附属病院の副院長をしているころに、帝京大学病院でもセカンドオピニオン外来を立ち上げようということになり、病院の先生方に手上げをお願いしたところ、真っ先に手を上げてくれたのが新見先生であり、帝京大学病院にもセカンドオピニオン外来が立ち上がった。当時は、セカンドオピニオン外来を持っている病院が、あまり多くはなかったことから、報道でもよく取り挙げら

88002-827 JCOPY

れ、新見先生も一躍有名人となった。

本書を読んでみて、新見先生が、あらゆる場面を有効に生かして、現在の地歩を築いてこられたのだと、感心しきりであり、先生の貪欲な勉学心に頭が下がる思いである。さらに、患者さんとの対話を主とする内科医でさえ気付かない外来診療の機微をつかんでおられ、患者さんに「寄り添った」診療をしていると聞くと、外来診療を主とする内科医である私自身も身が縮む思いがしてくるのである。新見先生は、私より、まだ若い医師であるが、ある意味私より先に、ある境地に達しているのかもしれない。

新見先生が漢方に詳しいと知った時は、本当に驚いた。外科医が、漢方を上手に使うということはあまり知らないからである。しかし、逆に言うと、外科医であるがゆえに、西洋医学の弱点もしっかり見えるのかもしれない。それを補完する方法として、漢方を使われるということであり、これも新見先生が漢方を使うという先生の立ち位置を明確にしているのではなかろうか。

二〇〇九年、新見先生から、日本内科学会の年次学術講演会に、演題を応募したいということで、私に推薦してくれと言われ、これまた驚いた。現職の大学の外科医で、日本内科学会の講演会に筆頭者として応募したケースはほとんどない

JCOPY 88002-827

のではなかろうか。時として、このような突拍子もないことをして、驚かしてくれる。しかもである。その内容が漢方薬による治療エビデンスの論文なのである。さらに驚かされたのは、その論文の評価が極めて高く、約五三〇演題中の上位一四題の一つとしてプレナリーセッションでの口頭発表となったのである。

さて、書評に戻る。本書は、外科や内科を問わず、医師にとって必要とされている外来診療の、いわばテクニック集といってよいであろう。こう言うと味もそっけもないようであるが、各所で記載されているように、患者さんに対する愛情が根底になくてはならないということが肝である。患者さんに対する愛情をもってこのようなテクニックを駆使しないと、時に問題となるということを肝に銘じていただきたいと思うのである。というのは、新見先生の書いていることを、そのまま読むと時としてびっくりするような表現があるからである。常に、患者さんと医師との人間関係という枠組みの中で（つまり、それは患者さんに対する愛情、医師に対する信頼感という枠組みである）、発せられていい言葉や行動があるものである。わたしは、まず、医師自身が、まず自分の立ち位置をよく確認して、患者さんとの人間関係を、よく認識して接することが最も重要なのであると確信している。こういった中に新見先生の言動が位置付けられているということには、新見先生も賛成してくれるものと思うのである。

本書を一読して、また、新見先生も一皮むけたなという印象を強く持った次第である。

多くの先生方が、本書をお読みになって、なるほどとうなずけるようになれば、医療紛争も少しは少なくなるのではないかと期待するものである。

平成二三年三月

帝京大学医学部長
寺本　民生

JCOPY 88002-827

はじめに

この本は、外来はこうあるべきだとか、こうしなければならないなどと説教じみてお話しするものではありません。つまり、この本は、教科書でも、参考書でも、手引き書でもありません。接遇のプロがお話しする書物でもなく、医療面接の教員による教科書でもありません。最近、私の外来を見学に来られる先生方が、「先生の口調や雰囲気を是非真似したい」と言って頂けるものですから、そんなことを書物にしただけです。つまり僕はこんな外来をやっているということであって、それを参考にして頂くのもよし、また批判的にとらえて、まったく違った外来を行って頂いてもよいのです。僕の外来は末梢血管外科の外来と、最近は漢方を使用しているものですから現代西洋医学で治らない訴えや症状を持った方々が多数受診します。地域に密着している大学病院で地域のいろいろな方々が訪れますが、一方で本やテレビやネットを見て、全国からもいろいろな訴えの患者さんが来てくれます。そんな外来の光景を本にしただけです。

この本を手に取られる先生方は、外来が好きな先生方と思います。いろいろな意味で、この本が先生方の役に立てば、それで幸せなのです。

プロローグ

僕の外来診療 【話し方編】

僕の外来診療【ちょっとしたこと編】

僕の外来診療【クレーム対応編】

僕の外来診療　【漢方があれば編】

僕の外来診療の変遷

プロローグ

患者さまに不愉快な思いをさせない「患者さま外来」

五六歳女性、身長一六四センチ、体重一〇五キロの肥満の患者さんがみえました。糖尿病で血圧が高く、膝痛もあります。そんな方の再診です。


「○○さま」

「どうぞ、今日は僕が代診です。新見と言います」

「（すごい肥満症だなと心で呟きながら）ちょっと肥満傾向ですね」

「そんなこと先生に言われなくてもわかっています。他の先生にも言われていますよ」

「血圧や糖尿病の薬と膝の痛み止めを同じように処方しますね」

「他に何かご希望はありますか」

「ではいつもどおり四週間後に予約しておきますね」


あえて本人が聞きたくないことを言って、そして不愉快な思いをさせるよりも、さらっと流して、四週間ごとに薬をもらいに来てくれて、そして外来から離れなければそれで十分。そんな外来です。ほかの人の外来を急遽代診するときや、めったに行かない外勤先での外来はこんな感じでしょうか。ファーストフード店の店員がマニュアルに沿ってそつなく対応するように外来をこなしていけばよいのです。マニュアル外来、そしてスキルの集積、そんな外来も悪くはありません。ホテルのフロントが対応するときも「○○さま」と呼ばれ、そつのない対応をされて不満がないのと同じですね。医療もお金儲けと考えて、お客様に不愉快な思いをさせず、サービス業としての医療が回転していればそれでお互い医師も顧客もハッピーでしょうか。

患者さんに親身に寄り添う外来も大切

「○○さん」

「あんた相当太りすぎだね。だから糖尿病だし血圧も高いし、膝も痛いんだよ」

「今は若さで頑張っているけれど、十年したら大変だよ。」

「与えられた寿命より早く、十年後ぐらいに死んじゃう可能性もあるよ」

「あんたが死んだら困る人いるでしょう」

「一緒にぼつぼつ数年かけて痩せていこうよ」

「あなたの人生で気持ちが良かった体重は何キロぐらいですか。」

「じゃー、その七〇キロを一緒に目指そうよ」


この患者さんは内科の先生からも優しく「現状では問題が多い。太りすぎである」ということを以前から言われていました。ただ真剣に自分の状態に向き合えなかったのですね。僕は大きな声で、でも真剣に「このままだと死んじゃうよ」と言ってあげました。そして、一緒に努力しながら頑張った結果、体重は数年かけて四〇キロ減って、六五キロとなりました。「先生に真剣に死ぬと言われて頑張る勇気が出ました」と感謝してくれています。

ホテルに未成年の人が泊まりに来て、フロントの人は、普通どおりにマニュアルに沿って手続きをして宿泊させてあげればそれで問題ありません。お金を頂ければそれで良いですよね。サービス業なんですから。でもちょっと違う対応があってもよいのではと思いますよね。「あなたが今日ここに宿泊することはあなたのご両親は了解しているのですか」なんてなんとなく危険な発言をあえてすることも大切でしょ。医療だって、同じではないですか。太った人に、真剣に優しく「あんたはデブだから痩せないと死んじゃうよ」と言ってあげて叱ってあげて、そして頑張って痩せていく方法もあってよいではないですか。

僕は、前述の両方の外来を本人やそのときの環境に応じて使い分けています。これからこの本でお話しする内容は、むしろ後者の方に重点が置かれていますが、僕だって慇懃無礼にも映る「患者さま」外来の方法で接することも少なからずあります。ただ、医療面接や医療接遇の合格点となるような外来マニュアル本はたくさんあるでしょうから、むしろ患者さんに寄り添う形で僕が行っている風景を基本的に書き下ろしていきます。つまりこの本の多くの内容は、医療面接や医療接遇の採点では不合格になりかねないということです。

ですから、いつも、いつもこんな外来をやっているのではなく、患者さんに応じて使い分けていると思って下さい。そんな外来の風景が皆さんの参考になれば幸せです。

JCOPY 88002-827

外来診療でリラックス出来てますか？

外来診療は肉体的にも精神的にも疲れます。それを来る日も来る日も行うには心の平穏が必要です。僕は自分自身、精神的にリラックスして外来が出来るようになって、初めて外来が楽しくなりました。外来がDutyから楽しみに変わりました。

僕の外来診療にはたくさんの患者さんが来ます。たくさんの患者さんの診療を延々と行うのです。マラソンや自転車のロードレース、遠泳などに似ています。これらを完遂するためにはできるかぎりペースを崩さないことです。速度の変化やピッチの変化があるとそれはとても疲れます。外来でも楽な気持ちをどれだけ維持できるかが楽しく外来を終了するための勝負なのです。もちろん肉体的に外来はしんどいです。しかし、精神的なリラックス感があると、その疲れは心地よい疲れです。僕は患者さんの困っていることに寄り添って対応できるようになって、初めてこの快感を手に入れました。今の医学の限界を知り、西洋医学で治らない訴えや症状に対して漢方という別の引き出しを手に入れ、専門領域以外でも漢方薬であれば対処可能となりました。また、漢方薬の限界にも気づき養生の重要性を最近は痛感しています。

　自分の診療科以外を幅広く診られるようになって、肩の力が抜けました。今はたくさんの患者さんの診療を行っても、精神的な疲弊感はありません。

僕の外来診療【話し方編】

「じゃあ、死にますか？」

「先生、俺はもう死にたいよ」と嘆く高齢の方も結構います。そんなときは「じゃあ、死にますか？」と尋ねます。そんなこと言われるとは思っていないので、むしろ患者さんはキョトンとします。そしてこう話を続けます。「あなたは、結構長生きだね。お友達や同僚や戦友は、何人亡くなっているんだい」と尋ねると、「結構な数の知人・友人がすでに死んでいる」と話してくれます。まあ、ある程度高齢であればそうですよね。ぼくの同年代の知人もすでに数人は亡くなっていますから。さて、その後に、「死ぬことは簡単だけれど、先に向こうに逝った人にはいつでも会えるよ。彼らは生きていたいのに、未練を残して死んだんでしょ。あなたは、彼らの分まで生きる義務があるんじゃないの」と言うのです。そしてこう続けます。「いつかは僕も、あなたも、向こうの世界に逝くんだよ。僕のほうが早いかもしれない。先に逝った人にはいつかは会えるから、今しっかりがんばろうよ。いつでも、いつまでも応援するから。体はだんだん弱ってくるけれどもへこたれたらダメだよ。一緒に頑張って長生きしましょう。死ぬまで出来る限り元気でいたいでしょ。応援するよ」なんて話をしています。

死にますか？」と突然言われてキョトンとしていた人が、結構元気になって診察室を出て行きます。愛情を持って言葉を投げれば、多くの場合患者さんに通じます。もちろんそんな会話が通じない人もいますよ。激怒する人もいるかもしれませんね。そんな患者さんを分別できる能力も医者の大切な能力のひとつですね。患者さんも死にたくはないのです。応援してもらいたいのです。医者はいろいろな方法で患者さんを元気にすることが職業です。字面だけでは失礼な言葉も、愛情を持って投げるとかえって信頼関係が深まることもあります。

「一緒に死ぬまで頑張ろうぜ」

死ぬという単語を医師となって四半世紀経った今、自信を持って言えるようになりました。自分も若い時期を超えていつ死んでもおかしくない年齢になったからでしょうか。「一緒に、お互い死ぬまで頑張ろうぜ」と思えるようになったのです。若い頃は、患者さんのほとんどが自分より遙かに年上でした。今でも多くの患者さんが自分より年長ですが、その差はどんどんと近づいています。死が自分にとってもそんなに遠いものではないように感じています。だからこそ「死ぬまで頑張ろうぜ」と心の中で思い、あるときは口に出して言えるようになりました。「散る桜、残る桜も、散る桜」は良寛さんの辞世の句と言われています。そんな思いを持って外来で患者さんを拝見している今日この頃です。「死ぬまで頑張ろうぜ。一生懸命応援するよ。でも僕のほうが早く向こうに行くかもしれないね」なんて会話を朝から平気でしています。患者さんはむしろ笑顔になって、「先生が先に死んだら俺は困るよ」なんて言います。高齢の方は死に否応なしに直面するのでしょう。当然それも怖いはずです。あえて、お互いの死の話をすることで笑顔を誘導するなんてことがこの年齢になってできるようになりました。

「僕が新見です」

医者も第一印象は大切ですね。開業の先生から紹介されて、また院内の先生からの紹介で、またはたまたま患者さんから聞いて、もしくは他のご縁で、ともかく患者さんは僕の所に来てくれます。ですから、第一印象を大切にしています。身だしなみと言葉遣いですね。そして当然に自己紹介します。「僕が新見です」てな感じで。

一方で患者さんの第一印象は当方にとって相当大切です。初診時も再診時も第一印象を僕は重要視しています。それを見極めるには、ドアから入ってくる患者さんに注意を払う必要があるのですね。大学の外来は電子カルテですが、患者さんが入るときは手をできるだけ休めて患者さんに注目しています。

再診時は、前よりも良ければ、また前回を覚えていなくても、元気そうであれば、「どうですか。少しは良いですか?」と切り出せばよいのですね。そして勇気づけながら話を進めていくことが肝要と感じています。

一方で、前よりも悪い時、または前回を覚えていなくても、元気そうでなければ、「調子悪いですか?」と切り出したほうが、「実は先生そうなんです。こんなことが悪いんです」なんて話になります。この一瞥での判断が結構大切ですね。患者さんによっては、付き添いでくる家族の方が、「先生の前だけは元気なんですよ」なんて言ってくれます。そんなときは、「じゃー、この元気がいつも続くように頑張ろうね」と励ましています。「毎日、僕の顔を見に来てよいですよ」と付け加えることもあります。つまり一瞥はどのように励ますかの言葉を選ぶために必要なのです。

「今度はいついらっしゃいますか。毎日来てもいいですよ」

患者さんの再診の日をどう決めるかという問題です。後日検査などを行い、その説明を同じ日に行うのであればその日と簡単に決まります。また検査結果が出るまで時間が必要であれば、当然にその日以降となるでしょう。問題はいつ来てもよい場合です。昔はこちらから適当に一ヵ月、二ヵ月または三ヵ月などと決めていました。最近は積極的に患者さんに決めてもらっています。昔はそんなことを言うと毎日来るのではないかと危惧していたのですが、実はそんなことはないのですね。むしろ「毎日来てもよいですよ」と言ってあげればいいのです。「今日、いろいろお話をしましたが、今納得しているようでも、帰宅すると、いろいろな疑問が沸いてきますよ。そんなときは明日来て、僕に質問を投げてもいいんですよ」と言っています。「今回ですべてを理解しようとしないで、毎回外来に来る度にひとつずつ腑に落としていけばいいのですよ」と促しています。「毎日来てもいいですが、いつの予約にしますか」と尋ねると、多くの患者さんは「先生、毎日先生の顔を見に来たいけれども、それはやっぱりできないから、○○週間後に来る。その日を予約してもらいたい」と言うのです。患者さんはこちらがあまりにも先の予約を望むとなるべく早く予約を入れてくれと言いますし、こちらが毎日でもよいと言えば、むしろ少し先の予約を入れるようにします。へそ曲がりと言えばそれまでですが、そんな心理はわれわれみんなが共通してもっているものではないでしょうか。自分の意思で決めたことのほうが、医師から決められたことよりも満足感が多いという現実も理解できますよね。日常生活でもそうではないでしょうか。

「少しはいいですか」

経過の長い患者さんには「少しはいいですか?」と尋ねるようにしています。治りましたかは論外です。ある程度年を取って、いままでなかなか治らなかったものが、めったに完全に治ることはないのです。「いいですか」と聞くことは、「治りましたか」よりはベターな質問と思いますが、これも人によっては「治りましたか」と同じ意味です。僕はあえて「少しはいいですか」と聞くのです。この「少しは」という文言が大切で、なるべくポジティブな答えにしてもらいたいのです。まず「少しはいいですよ。でも……」と話が続くのと、「完全に治ってないのです。だから……」と続くのでは、その後に同じ内容が続くにしてもまったく異なった雰囲気となるのです。まず、訴えに前向きの立ち位置に立ってもらってそれから問題点を整理したほうがお互い楽ですからね。

「今度は娘さんにおむつ替えてもらいなさい」

お年を召した方が、娘さんや息子さんと一緒に診察室に入ってくることがあります。心休まる一瞬です。「先生、どんどんいろんなことができなくなる……」と嘆いていています。そんな気持ちを受け止めてあえて「今度は娘さんにおむつ替えてもらいなさい」と続けます。「昔は、あなたがおむつを替えてあげたんでしょう。今度は胸を張っておむつを替えてもらえばいいでしょ」と笑って話すのです。「僕も将来は娘におむつ替えてもらおうと思ってるよ」とも言います。元気なおばあちゃんは「まだまだそんなことはできないよ。まだ頑張るよ」と気丈に発言する人もいれば、「そうだね、先生の言うようにダメなときはおむつ替えてもらうよ」と答えるご婦人もいます。こんな会話は、付き添いの人が実の娘さんや息子さん、仲の良いお嫁さんでなければできません。上手にそんな家庭の事情も聞き出すのです。そして仲良しの親子でなければこんなことも切り出せません。そんな家族の機微もちょっとした会話から拾い上げるのです。一瞬が外来では勝負です。そんな話術を駆使しながら、楽しく外来をやっています。

「重いネックレスできるようになったんだね」

肩凝りで長く苦労している人には、漢方薬も勧めますが、基本は運動です。肩をまわす運動を行えば結構肩凝りは楽になります。そんな患者さんがいろいろな装飾のついたネックレスをしてくるようになると肩凝りが楽になったんだなと感じるのです。肩凝りがひどければ重いネックレスなどつける気になりません。そんな些細な変化も見て取れるようになると外来も楽しいですね。患者さんも通常は無意識で身だしなみを行っていますから「そんな重いネックレスができるようになったんだね。肩凝りだいぶ楽になったんだね」と言うと、「確かにそうですね」なんて会話となります。

「洋服似合いますね」

患者さんも元気になると、洋服に気を遣い、お化粧に気を遣うようになります。昔は薄汚い洋服を着て、化粧もしない、髪もボサボサなんて患者さんを見ていると、この人はとんでもない人だと感じたこともありました。確かに根っからそんな人もいるのですが、それも含めて病気なんだなといつしか受け入れることができるようになったのです。この受け入れる気持ちがこちらにあると、今度はその変化に気を遣いたくなるのです。お化粧もしない薄汚いご婦人が、薬が効いて元気になると、普通のご婦人に戻ることが多々あります。そんなことも外来をやっている楽しみですね。また看護師が「あのご婦人、こんな普通の人だったんですね」なんてびっくりすることもあります。人は見かけによりません。見かけが変な人は病気によって変になっていることもあるという当たり前のことを認識できるまでに実は僕は相当の時間が必要でした。

「患者さま」なんてくそ食らえ

接遇セミナーで「患者さん」ではなくて、「患者さま」と呼べと習いました。どうも違和感があり、今は「○○さん」と呼んでいます。なんで違和感があるのでしょうか。僕的には「○○さま」は役所やホテルにいるような感じです。研修を受ければ誰にでも出来るような通り一遍の型にはまったことを施してほしいときは、「○○さま」と呼ばれるととても納得できます。でも医療のように明らかに受け手の立場が低く、当然ながら医療を施すほうにプライドがあるときは、「○○さん」のほうが僕は腑に落ちるのです。高級寿司屋に行って「○○さま」と呼ばれたのではどうも納得できません。むしろ馬鹿にされているように感じます。こちらが覚悟を決めて高級な寿司を食べに行って、そこの親父から「○○さま」ではどうも変ですよね。そして不可解に感じます。

なぜなら、「○○さま」では叱れないのです。サービス業として顧客と思えば、お金を払ってもらうことだけが目的であれば、客を叱れないではないですか。「○○さん」と呼ぶプライドのある寿司屋の親父は、うまい寿司を食べてもらいたいと思う寿司屋の親父はしっかりと叱ってくれます。「そんなに酒ばかり飲むと、寿司が不味くなる」「寿司を食べているときにタバコは吸うな」「握ったら直ぐに食べてくれ」といった感じでしょうか。僕もプライドをもって診療に当たっています。型どおりのプロトコールに従った接客対応をしているのではないのです。ですから僕の答えは「○○さん」であって「○○さま」ではないのです。それが接遇のプロから見ればルール違反であろうとくそ食らえです。僕は絶対に「○○さま」とは呼びません。今はそんな気持ちです。

「CTはこんなちっちゃな画面だからね」

　ＣＴやＭＲＩの検査結果を説明するときは、患者さんにはわかってもらえないなと思っても、画像の説明をします。いつも同じことを言っていれば結構簡単に説明できます。お腹や胸のＭＲＩやＣＴであれば、「こちら向きに立ってもらって、そして向こう側に仰向けに倒れるでしょう。そしてかまぼこを切ったような断面が画像になっているのがこれですよ。足のほうから輪切りを見ているのですよ。黒いところは空気で、白が濃いところは骨ですよ。」なんて説明をしています。最近はＣＴやＭＲＩが登場するテレビ番組も多いので、理解してくれる患者さんも少なくないと思いますが、こんな説明も、「理解できていないかもしれないな」と思いながら、「満足度を上げるためのポーズでもいい」と思って行っているのです。たかだか一分ですからね。

　そして大切なことは、医療には一〇〇％はないということを理解してもらうことです。たとえばＣＴやＭＲＩの説明では、「実際のあなたの輪切りよりも本当に小さい画像ですよね。ですから数ミリ以上のものはわかりますが、一ミリの病気などはわからないのですよ」と言います。実際の小さな画像を目の前で見ているわけですから、そんな説明でも結構理解してくれます。

医療には一〇〇%はないということをいつもなんとなく言葉の端々に入れておくことに留意しています。

「専門家は異常がないと言っているよ」

画像診断は大学病院や多くの病院では専門家が読影をしてくれます。そしてレポートを書いてくれます。この「読影」という字は実は結構難しいのですね。患者さんに「今回の検査は専門家が読影をしますので、撮影した当日は詳細の結果はわかりませんよ」と言うと、「読影ってなんですか」と聞かれることもあります。確かに読影という字はコンピューターの自動変換でも出てこないことがあります。僕たちにとっては当たり前の会話も実は業界用語ということです。読影ではなく、「専門家が見てくれる」と言えばいいのですね。つまらないことのようですが、そんなことの積み重ねで満足度は向上します。

「この前行ったCT検査の結果ですが、放射線科の専門の先生は異常なしと言っています」と説明します。「ここで異常ありません」と言い切るのは実は心配なのです。放射線科の先生はCTやMRIを読むことはプロフェッショナルでしょうが、こちらは患者さんの訴えや他の情報を実はより多く持っています。画像上明らかではなくても実は後から顧みれば「ここが病気だったんだ」なんて思われることもあります。これも「放射線科の専門の先生は」と条件をつけることで、一〇〇%ではないことを言外に含んでいるように発言しています。どこまで意味があるかわかりませんが、そんなことにも気を配って外来をやっています。

「これで納得できますか」

いろいろ説明をして、患者さんの顔を見ながらお話するのです。そしてなんとなく腑に落ちていない患者さんには「これで納得できますか？」と尋ねます。このときに、「納得できました」という答えを期待してはいないのです。そんなことを尋ねてくれる先生だと思ってもらいたいだけなのです。どう話を続けるかというと「今日だけですべて納得するのは難しいかもしれません。これから通院して僕と頻回に会うわけですから、ひとつひとつ外来で疑問を解決していけばいいですよ」と添えてあげるのです。患者さんは基本的に理解していない可能性があるという立ち位置にいます。でも満足してもらうための知恵です。「いま理解しているようでも、帰りの電車のなかや、自宅でゆっくり考えると、疑問が沸いてくることがあります。むしろそれが当然です。これからのお付き合いのなかで順次解決していきましょう」と言い添えればいいのですね。再診のときも、「たくさん患者さんが待っているので、長々話はできません。ですから、疑問があればひとつひとつ解決していきましょう」と言っています。

患者さんは基本的にすべてを理解できていないと思っておくことが大切だと感

88002-827 JCOPY

じています。そのうえでの満足度の向上をどう導くかが、そしてどう信頼される外来にするかがプロフェッショナルの腕ですね。

「医療に一〇〇%はないですよ」

患者さんは一〇〇%を求めます。「でも一〇〇%は医療にはないですよ」といつも、いつも言っています。「一〇〇%の安全・安心なんてない」という雰囲気を出せるような外来をしようと思っています。セカンドオピニオンで学んだことは、一〇〇%の安全・安心と思って、思い込んで違ったときの落胆も患者さんが医療不信に陥る原因のひとつです。患者さんはついつい一〇〇%の安全・安心を求めるのです。僕も家族が病気になったときは、当然患者の立場ですから一〇〇%の安全・安心を求めます。娘のソケイヘルニアの手術で一〇〇%安全ではないことを麻酔科の先生から説明されましたが、でも自分の娘だけは一〇〇%を願うのですね。その願うことが現実へとかわり、そして不慮のことが起こるとトラブルのもとになります。常々一〇〇%の安全・安心はないということを医療サイドが肝に銘じておかないといけないのです。そして発言していかないとダメなのですね。それも患者さんを不安にすることを出来るかぎり少ないようにしながら、医療の一〇〇%の安全・安心を否定するのです。いろいろな検査をして「先生、じゃあ異常ないんだね。これで大丈夫だね」なんて言われると「検査で異常がないだけだからね。人間何が起こるかわからないよ」なんて言うこともありますし、「生まれてからだんだんボロになっていくんだからね。新車とは違うんだよ。長く走った車は、定期点検で異常がなくても、突然止まるかもしれないでしょ」なんて言います。「これで死ぬことはないね」なんて確かめる患者さんには「僕も明日突然死ぬかもしれないよ」、「そんなことはわからないよ」、「お互い死ぬまで頑張ろうぜ」なんていいます。一〇〇%の安心・安全の対局は「死」です。僕は医師になって二五年が経過して、「死ぬかもしれないね。いつかお互い死ぬんだよ」なんてある意味医療ではタブーの言葉を笑って言うようにしています。そんな外来をやっているのです。

「僕の家族ならこうします」

医師の自分に、友人、知人、知人の知人などから医療相談されます。セカンドオピニオンのパイオニアとしてテレビにレギュラー出演を一〇〇回近くもすると芸能関係の方からも相談がきます。こんな病気になって、いろいろと話を聴いて、医師から選択肢を提示されたが、どれを選んで良いかわからないというものです。

そんなときには主治医の先生にこう聞きなさいという知恵を与えます。「先生や先生の家族が同じ病気になったら、どの治療を選びますか?」ということです。この文言がある意味すべてを解決すると思っています。こう聞かれて、嘘をいう、自分の意見を曲げて発言をする医師はごくまれです。

大学病院などでは、死亡率の比較的高い手術が結構行われます。僕の知人のグループではトップダウンで治療法が決定されていました。「こんな危険の高い手術はやる意味があるのかい」なんて尋ねると、「トップの意向だからね。」と言われました。「じゃあ、君が同じ病気になったらどうするんだい」と聞くと、「当然、何もしないよ」なんて会話がありました。つまり、「先生や先生の家族が同じ病気になったら、どの治療を選びますか?」が究極の質問です。そして答えが医師によって割れていいのです。「現代医療の立場からはいろいろな選択肢があるのだな」と納得できます。また、どこに行ってもほぼ同じ答えであれば、「現代医療の立場からは選択肢はひとつなんだな」と理解できます。そんな役割もセカンドオピニオンにはありますね。

選択肢がいろいろあるということは、患者サイドが一〇〇%の安全を求めることにも起因します。たとえばがんの疑いがほんの少しあるとします。医師自身であれば経過をみて、明らかにがんとなった段階で手術をしようと思うこともあります。ところが一〇〇%論者の患者さんにかかると、もしも明らかにがんとなってから手術をすればほんの少し手遅れとなる可能性があります。そんなほんの少しをどう考えるかです。医師自身は一〇〇%でないことを理解していますので、経過観察という選択肢がありますが、一〇〇%論者には手術を勧めることが必然的に必要になるでしょう。そんなときも、「先生や先生の家族が同じ病気になったら、どの治療を選びますか?」と問えばよいのです。「僕ならこうする」と良心がある医師なら適切な回答をしてくれます。医師の多くは良心を持っています。

「一〇〇人に一人死ぬ」と「今度の手術であなたは死ぬかもしれない」は別

これもセカンドオピニオン外来で学んだことです。「今回の手術の危険性は一〇〇人に一人が死亡します」ということと、「今度の手術であなたは死ぬかもしれない」は患者さんにとっては別です。わかりやすいのは後者です。死ぬかもしれないと率直に告げられるからですね。一方で前者は、「一〇〇人に一人は死亡するとは言われたが、いろいろな検査をして、手術となったので、九九人のほうにすでに入っていたと思っていた」ということです。つまり、遠回しの言い方でわかる人もいますが、わからない人が多いのです。また通常はちゃんと理解できるのだが、いざ生死の話になると、いいとこ取りをしたくもなります。ともかく、この二つの文言は実は異なるということを実際に一時間にわたりセカンドオピニオン外来で話を聴いて理解できました。確かに、いろいろな検査をして九九人に入ったから、手術を決めたんだなと思いたいですね。こんな経験をしてから、手術の説明などでは「あなたは死ぬかもしれない」とはっきりと言うことにしています。そしてどのくらいの確率でと尋ねられてはじめて「一〇〇人に一人ぐらい」と言えば、しっかりと納得してもらえます。

「一〇人中九人は思っていたより楽だと言ってくれますよ」

手術や検査のお話をしていると「どれぐらい大変な手術ですか？」とか、「簡単な検査ですか？」と尋ねられることが当然あります。この大変とか簡単という言葉は要注意ですね。それは受け取り方の問題だからです。末梢血管疾患の領域でもっとも頻度の多い手術は下肢静脈瘤ですが、その下肢静脈瘤の手術に関して「どれぐらい大変な手術ですか？」と聞かれて、「日帰りでもできるような簡単な手術ですよ」と言ったのではダメなのですね。多くの人がそう感じても決して全員ではないからです。ですから僕は「日帰りでもできるような手術で、一〇人中九人の方は思っていたよりも楽だと言ってくれますよ」と答えています。こう話せば、万が一、いろいろな事情で予想していたよりも辛いことがあっても許してもらえますよね。その人が一〇人中一人に入ったわけですからね。採血のような検査でも「簡単な検査ですよ」と言ったのでは、嘘となることもありますよね。「細い針で血液を採るだけですので、多くの人はあまり痛いとは言いませんよ」とでも説明すれば十分ですね。ＣＴ検査やＭＲＩ検査も通常は楽ですが、「狭い機械のなかに入りますよ」と言ったり、「ＭＲＩは結構うるさいですよ」と言い添えたりします。検査に恐怖を持ってしまうような説明は論外ですが、あまり深く考えずに「簡単な検査ですよ」とか「楽な手術ですよ」などと言ってしまうことは要注意ですね。こんなちょっとの心がけも結構大切です。

「何かあれば、また来てくださいね」

患者さんは不安だから病院や診療所に来るのですね。今困っている症状や訴えが実は西洋医学的に問題なくても、そんな説明を十分にしても、実は明らかな西洋医学的病気が隠れている可能性も否定できません。ですから、「今日のところは異常ないですよ。でも何かあれば、また来て下さいね」と言い添えればよいのですね。そんな一言が優しい先生だという印象に繋がります。

「僕には治せません」

これもセカンドオピニオンをやっていたころに発見したこと、そして今でもときどき遭遇することです。「今の医学では治らない」と医師に言われて落胆している患者さん達がいます。僕は学生さんにも、若い先生にも、決して「今の医学では治らない」と言うなと念を押しています。多くの医師は深い意味はなく「僕には治せない」と同じ意味で「今の医学では治らない」という文言を使っています。ところがこの二つは大違いですね。「今の医学では治らない」と言われれば、そして多くの患者さんは医師の言うことを信じていますので、「今の医学では治らない」と言われれば、それでおしまいです。ところが「僕には治せない」と言えば、他の医師を捜す努力をしようと思いますし、希望が続きます。「今の医学では治らない」と言い放つ医師には、「そんなにお前は偉いのか」とこちらが聞きたくなります。あながた今の医療のすべてを知っているのであれば、「今の医学では治らない」と言ってもいいでしょう。大切なことは可能性と希望です。多くの場合いろいろな方法が残されています。そんな希望を持ち続けてもらうためにも、決して「今の医学では治らない」と言わないようにしましょう。

88002-827 JCOPY

「だんだん良くなりますよ」

患者さんは全快を期待します。しかし、治ることがない状態もあります。だんだん良くなればまず満足でしょう。僕が若い頃は、患者さんの病気を治すことが仕事だと思っていました。ところが、外来を数多く行うようになり、大切なことは、患者さんに寄り添うことではと思うようになりました。もちろん治せればそれに越したことはないです。でも治らないこともあります。新品の車が、だんだんとポンコツとなるように人の一生は、そして自分の人生も終わるんだろうと思っています。新車のときはちょっとした初期不良であれば、そこだけ治せば、ほぼ新車の状態にもどります。でもある程度走行距離が進むと、また購入から時間が経てば、あちらこちらが壊れてくるのは当然です。ひとつの部品を治しても、また他の部品が壊れます。だから寄り添ってあげることが大切です。最後はみんな廃車になって、向こうの世界に逝くのですから。

患者さんが満足する状態は、症状や訴えが治ることと思っていました。ところが、実は症状が完全に良くならなくても満足している状態があります。それはだんだんと良くなっているという実感です。どんどんと、どん底に向かうというなんともいえない不安感が怖いのです。この墜落していくような恐怖感から解放されることも、ひとつの安心感で、満足状態なのです。「だいぶ病気が理解出来ましたか？　落ち着きましたか？　日に日にどん底に落ちていくような恐怖感はなくなりましたね」と励ましてあげればよいのです。

また、まったく変化がなくても、患者さんが満足している状態もあります。これ以上悪くならないという状態をキープしていることです。つまり、希望が持てる状態です。まったく良くなっていないのに、僕の顔を見に、外来に訪れる患者さんもいます。「先生から生きる力をもらうんだ」と言って外来にくる人もいます。励ますことしかできません。でもそれも仕事だと思っています。外来は治すだけの場所ではないという、ある意味当たり前のことについ最近気がつきました。

ほとんど良くなっていないのに、「お陰様で」と言って、入って来て下さる方は品が良いですね。ぼくもそんな患者さんになりたいと思っています。

「若い頃に完全に戻ることはないですよ」

患者さんのなかには、「治りましたか？」と尋ねると、「治っていない」という人は少なからずいます。ところが「少しは良いですか？」と尋ね返すと、「もちろん相当いい」と言ってくれます。こんな発見も外来をたくさんやるようになってわかったことです。患者さんのなかには完全に治ることを目指している、専門家からみれば無謀な人もいます。お年を召した方が、青春時代のような元気ハツラツの状態に戻ることはまず不可能です。でもそんなことを夢見ている患者さんもいるのですね。べつに否定しなくてもいいですが、そんなこともあると思って、「治りましたか？」ではなくて、「少しは良いですか？」と尋ねてあげればいいのですね。そして、「完全に若い頃に戻るのは難しいと思うよ」と添えてあげると、「そんなことはわかっているよ」とむしろ言われたりします。こんなつまらない言葉遊びにみえることですが、スムーズに外来を行うためのちょっとした知恵です。

「禁煙できたのかい。僕の前では正直に。ちゃんと診てあげるから」

僕は、末梢血管外科の専門家で、動脈硬化症の患者さんも多く診ています。ともかく喫煙は動脈硬化という病気を進行させます。手術して良くしてあげても、喫煙を続行しているとせっかく手術で作ったバイパスが閉塞することもあります。ですから、若い頃は「禁煙ができなければ手術をしても意味がないし、禁煙できないような人は僕の外来に来なくていいですよ」なんて高飛車に言い放ったこともありました。

今は、違います。喫煙の危険性は十分に話をします。むしろ「喫煙を続行していると突然死ぬかもしれないし、長生き出来ないかもしれないよ」としっかり脅かします。そんなこちらの真摯な忠告を十分に理解して、またもし十分に理解出来なくても、そんな忠告を数度聞いても禁煙しない人はそれがその人の人生なのです。禁煙出来ない人の全部を見てあげるのも医者の仕事だと最近は思うようになりました。

患者さんには、「喫煙の害はしっかり説明したけれども、煙草止められないいんだね。それでもいいからちゃんと外来に来なさいよ。そして煙草の本数などは僕には嘘を言わないでね」と言います。患者さんの全体を見てあげることも悪くはないですよ。「煙草と一緒に心中してもいい」と思っている人も、ある意味愛らしいですよね。

「何年間連れ添ってるんだい?」

何回も外来で拝見するようになると、いつも同じ女性と来る人がいます。上手に「奥さんですか」と聞くこともありますし、患者さんが紹介してくれることもあります。奥さんであれば、ときどき「何年間連れ添ってるんですか?」と尋ねることがあります。もじもじしていれば「一〇〇年ぐらいかい」なんて声をかけます。一緒に病院に来てくれるほど仲良しなのでしょう。恥ずかしいので迷惑そうな言葉を返す人もいますが本心ではないでしょう。「死ぬまで元気で一緒に来て下さいね」なんて話をし、話が弾めば、「奥さんは亭主が死んでも、その後長生きだが、亭主は奥さんが死ぬと、早晩後を追うように死ぬことが多いね。僕も家内が死んだらすぐに死ぬと思うよ」なんて話が続きます。死ぬという単語を結構簡単に、でも愛情を込めて投げているのです。そこで夫婦喧嘩もどきになるときなどは、「あの世に行っても、また連れ添うのかい?」なんて尋ねると、「こんなやつはこりごりだ」なんて思ってもないことを口にしたり、「やっぱりまた一緒になりたいね」なんて言うご夫婦もいます。ともかく、元気をもらいに僕の外来に来てもらえばいいと思っています。

「運動だけで痩せることはないよ」

患者さんには適度な運動を勧めます。特に生活習慣病やその予備軍の方には絶対に勧めています。一方で運動しているのに痩せないという患者さんもいます。「運動だけで痩せようなんて大人では無理だよ。運動で太らないのは子供のときだけだよ」と答えています。毎月一〇〇キロ以上走れる人で肥満の人は少ないです。しかし、通常行うような散歩のような運動だけで痩せることは至難の業ですね。基本は食生活の管理です。食事の制限です。間食を止めて、甘い清涼飲料水は厳禁、食事は三分の一ぐらい減らす。これだけを実行するだけで結構痩せます。思いっきり絶食をして急激に痩せても必ずリバウンドが来ますので、ぼつぼつでも長い目で見て、着実に痩せることを勧めています。ともかく運動だけで大人が痩せようというのは至難の業です。

「ガムを噛んでいる人は診ませんよ。あなたも礼儀を尽くして下さい」

僕の外来にはいろいろな方がみえます。一流企業の経営者、マスコミ関係者、テレビ関係者、スポーツ選手、芸能人などなど。そしてもちろん一般の方もみえます。生活保護の方も来ます。幅広くいろいろな方が受診されますが、たまにガムを噛みながら診察室に入ってくる人がいます。悪気はないのか、それともあえてそうしているのか知りません。まずそんなときは「ガムを噛んでいるのは病気だからですか?」と尋ねて、特別の理由がないときは、「僕はガムを噛んで入室するような無礼な人は診る気がしないから、ガムを出してからまた入り直して下さい」とハッキリと告げます。昔は、少々のことだからと我慢して診察をしたこともあったのですが、自分を偽りながら外来診療をすることはどうもリラックスできないのです。当方も一生懸命患者さんの期待に応えるようにプライドを持って頑張っているわけですから、患者が礼を尽くすのは当然です。そして「ガムを噛むな」と言われて憤慨するような患者は来てくれなくてよいのです。僕は仙人ではないので、全員を平等に診ようとは毛頭思っていません。

「すべてを今日だけで聞くことは無理。次回また聞いてあげる」

患者さんのなかには、機関銃のように次から次に症状や不満を訴えまくる人もいます。一方でぼつぼつ長々話して、帰るかなと思うと実はもうひとつ症状がなんていう患者さんもいます。僕の外来は七〇人ぐらいの方が訪れることも珍しくありません。そんなときに、長々と話されては困るのです。どうやって対処するのでしょうか。ひとつの方法は、「あなたひとりが患者さんではないのですよ。今日あなたの訴えをすべて聞くことは無理です。今度の診察のときにまた続きを聞いてあげるから、そのときにまた話をして下さい。次回ですべてを訴えることも無理かもしれません。いつまでもあなたの訴えは聞いてあげるから、何回も受診してぼつぼつ説明して下さい」そんな話をしています。「極端なことを言えば、毎日来てもよいですよ」と促すと、患者さんのほうが毎日という選択はせず、来週とか二週間後になります。ともかく将来的に全部ちゃんと話を聞いてあげるという態度で臨めばいいと思っています。

もしも、今日は時間があるとしましょう。たまたま時間がある。そんなときでも実は長々とは話を伺いません。一度、好意と思って長時間お話を伺うと、それが当然と思う人が少なくありません。そして、いくら長々と話を聞いてあげても、結局は満足感が得られないのです。そして次回、また長々とした会話を当然のように求められます。ですから、長くても一〇分前後と決めています。「まだまだ話したりないことは今度伺いますね」それがたくさんの外来を処理するために必要な毅然した態度だと思っています。

88002-827 JCOPY

「いわゆる老衰ですね」

ある程度のお年寄りが来院されると、僕はご家族に「老衰だと思う」とこっそり言っています。五〇歳そこそこでも全身がぼろぼろの方などには、この老衰という言葉を使うのです。「一〇〇歳ぐらいになってぼろぼろになる血管が、今の年齢ですでにぼろぼろに近いんだよ」と説明するとわかりやすいです。「僕の見立てでは、老衰だから、急に亡くなることもあるよ。だから、家族の方は心の準備はしておいたほうがよいですよ。でも老衰と見立てて、一〇年以上も元気に生きた人もいるから僕の見立て違いもありますよ」と添えておけばいいのです。老衰は受け入れやすい言葉です。医師の勘で「老衰だと思う」と言えばそれでいいのです。そんな言葉を投げながら、一日でも元気でいることを家族も医師も願って外来を行っています。老衰という言葉を受け入れてもらうと、弁護士の先生のお世話になる頻度もほとんどなくなるのではないかと思っています。

「元気になると薬は忘れるもんだよ」

昔は薬を飲み忘れた人がいるとよく叱ったものです。「なんで大切な薬を飲まなかったんだね」と詰問しました。しかし、これは逆効果ですね。一度でもそんなことを言われると、もしも飲み忘れても、二度と「飲み忘れた」とは言わなくなります。「ちゃんと飲んでいる」と言い張るようになります。そんなお互い無益なことになるよりは、最近は以下のように言っています。「元気になると、薬は忘れがちになるんだよ」。そんな優しい言葉を投げてあげればよいのです。本当に元気になったのなら、「そうなんです。あの薬を長く飲んで大分良くなりました。だから忘れたんですね」となりますし、もしも良くなっていなければ「先生、良くなってないんです」。「じゃあ、しっかり飲まないと。こちらとしても薬が効いていないのか、あなたの不摂生が原因かわからないよね」と励ませばよいだけです。そうすれば、今後はしっかりと内服してくれるでしょう。

「処方箋の有効期限は四日です」

薬が院外処方のときは、「どこで薬もらう予定ですか?」と尋ねることもあります。病院の前の薬局で処方箋を提出して薬をもらうときはトラブルが少ないのですが、自宅近くでもらうことも当然にあるわけです。そんなときには、「処方箋の有効期限は今日を含めて四日ですよ」と言い添えます。そんなことまで説明する義務が医師にはないと言えばそれまでですが、長いお付き合いのなかで一度そんな会話をすることで必要十分です。そんな気配りまですることもあります。また、患者さんのほうから「家の近くの薬局でもらいたい」とお願いされるときもあります。そんなときは「処方箋は全国で有効ですよ。でも、有効期間は今日を含めて四日だからね」と教えてあげればよいのですね。

「このままだとあんた死ぬよ」

肥満を含めて、生活習慣病の方、その予備軍の方には「このままだとあんた早晩死ぬかもしれないよ」と脅かします。表面的に叱ってもまったく効果はありません。しかし、叱って改心する人か、叱ってもまったく改心せず僕を恨む人かは、一回は叱ってみないとわかりませんね。そして数度叱っても、変化がないときは、僕も諦めて、さらっと外来に変更です。一方で、こちらが真摯な態度で、本気で「あんた、このままだと死ぬよ」と言えば改心する人が僕の外来では結構多いですね。「いままで同じようなこと言われたことないのですか？」と尋ねると、「言われたことはあるけれども、先生に言われたように真剣に叱ってくれた医師はいなかった」と感謝されることもしばしばあります。医者として金儲けだけをするのであればさらっと外来でよいのです。あえて、顧客離れにつながるような危険な叱責は無用ではないですか。淡々と論理立ててお話して、それを理解した上出来なければ自己責任ですよね。でもそんな説明では多くの人は実は理解してでも改心しないのですね。僕の経験では。年長の人にも医療のプロフェッショナルとして毅然と叱責することも必要だと思っています。そういう意味では、医療はサービス業ではないのです。叱責するサービス業なんてないですよね。本来サービス業は顧客を不愉快にさせないようにするのです。実はそれがその人にとって本当は不利益であることでも、目先の不愉快を避ければいいのですから。

「今までで気持ちが良い体重は？」

平均体重はどうでもよいと思っています。一〇〇人の人を集めてその平均が何キロであっても、人それぞれにはあまり意味はありません。大きな人も小さな人も、痩せた人もある程度太った人もいてよいと思っているのです。大切なことは、本人自身が自分が今太っているかどうかを知っているということですね。ですから僕はいつも「今までの人生で何キロくらいの体重が、あなたの気持ちいい、生活しやすい体重でしたか？」と尋ねるようにしています。その体重を目標にして、ぼつぼつ痩せるように指導しています。

「一病息災」

一病息災とは「持病が一つくらいあるほうが、無病の人よりも健康に注意し、かえって長生きであるということ」と広辞苑に書いてあります。患者さんはまったく病院に縁がないときは、いろいろと無茶をしています。若いときはそんな無茶も若さで吸収できます。そして病気になる、健康診断で引っかかる、自分で不調に気がつく、いろいろな理由で、若さだけで押し通すことには無理があると気がつけばよいのです。そのときから、体をいたわって過ごせば、長生きをする可能性が高いということです。病気は患者さんにとっても不幸です。でもそれを機に、他のいろいろなことに気をつけながら人生を生きていけば素晴らしいということです。僕の漢方の師である松田邦夫先生の師匠の大塚敬節先生は「ひびの入った茶碗も大切に使えば長持ちする。新しい茶碗も無茶をすればすぐに壊れる」とおっしゃったそうです。そのとおりですね。結構、この言葉は外来で患者さんのために使っています。

話術は芸術

話術は芸術と思っています。アナウンサーや芸人の方の話術はもちろん芸術でしょう。医師にとっても話術は大切です。同じ薬を処方するにしても、その後のフォローの仕方で、薬の効果も違うだろうと特に最近感じています。

ですから、漢方の本を書いたときも、「漢方薬を処方する」という表現ではなく、「漢方薬を使用して治療する」と書いたこともあります。処方するのであればロボットがしても同じ効果ですね。使用するのであれば、僕のイメージは、その薬を使用してそれ以外の要素も加わって患者さんは元気になると思っています。本当の名医はラムネを飲ませても有効と思わせられるのでしょう。そこまでなれば外来診療医としては最高ですね。

僕の外来診療　【ちょっとしたこと編】

気持ちよくさせるのか、患者さんと真剣に向き合うのか

僕は外来で対応をいろいろ切り替えます。「患者さま」モードのさらっと外来を当然行うことも多々あるのですね。医療をサービス業と思い、医療というサービスを提供し、顧客に気持ちよくなってもらって、そして現代医学的に正しい見解を述べて、あとは自己責任で選択してもらって生きてもらう。そして対価としてお金を受け取るというイメージですね。

一方でお話編でも紹介したように活字にすると無礼とも思えるような会話をあえて投げながら外来をすることもあります。患者さんと真摯に向き合う感じが僕のなかにはあります。このときには、医療はサービス業というくくりからは解き放されています。むしろ、正しいことをしっかりと伝える、そして寄り添うモードとなります。

以下はどちらにも、「患者さま」モードにも、「患者さん」外来にも結構有効であろう、外来での知恵です。

患者さんを待たさない。診療時間より前に始める

僕の外来には七〇人ぐらいの患者さんが来ます。予約診療ですが、予約がない患者さんも基本的に診てあげるようにしています。予約枠は三〇分に二人としていますが、そんな枠はあっという間に一杯になります。その後は超過人数としてどんどんと外来予約が増えていきます。朝の九時から九時半の二人枠に二〇人前後が入ることもあります。そんなことをしてどうして外来がこともなく終了するかというと、朝の八時半前後から外来を始めるのです。患者さんは予約時間より待たされると、待たされた分だけ、もっとたくさん喋ろうと思うのです。その反面予約枠の前に呼ばれると数分の外来診療でも満足して帰ってくれます。遅れれば遅れるほど、患者さんはたくさん話さないと気が済まないという悪循環になるのです。それを防ぐために出来る限り予約枠の前に呼んであげるのです。また、そんな事情を知っている方を朝一番の枠に入れるのです。そうすれば、患者さんも簡潔に話をして、そして短い診療時間でも満足して帰ってくれます。

病棟業務もあるから八時半なんかに始められないという先生もいるでしょう。そんなときは予約枠を九時ではなく九時半や一〇時にすればいいのです。そして

同じように九時から始めれば、それだけの知恵で遙かに外来は気持ちよく回ります。

時間がかかる患者さんはあとで

たくさんの患者さんを診ているとどうしても一人に結構な時間を必要とする場合があります。一人に三〇分を費やしてしまうと、その後が苦しくなります。患者さんは待たされれば、待たされた分、もっと話したいと思うのですから。そこで、ぼくは診療のペースを乱すほどの時間が必要だと思ったときは、その日の最後に回すのです。場合によっては他の日にします。そしてゆっくりと存分にお話をします。よく使う手は、まず検査に行ってもらうのです。そしてその検査の説明を含めてその日の最後に回せば、患者さんは一日仕事となりますが、三〇分近くの時間をご本人のために用意するのですからそんなに悪い気はしません。ともかく、なるべく短い時間で終わる方をどんどんと終わらせるように努力していきます。素直に「あなたへのお話は結構な時間がかかるので、まず検査を済ませて、そして食事でもして、それから〇〇時ぐらいにこちらに戻ってきて下さい。そしてゆっくりお話をしましょう」と言えばよいのですね。

88002-827 JCOPY

ドアを開けて、患者さんを呼ぼう

僕の勤務する大学病院は電子カルテです。診察室前の掲示板に番号が表示されて自分の診察だと認識できるシステムです。でも僕はあえて看護師さんにドアを開けて患者名を呼ぶようにしてもらっています。看護師さんが忙しくてドアの外に出られないときは、自分でドアを開けて呼んでいます。もちろん、診察室前の電光掲示板上の患者番号で入室する人はさっさと入って来ますので、ドアを開けるときには目の前にいます。なぜドアを開けるかというと、患者さんの気配がわかるからです。ざっと見渡して元気がない、容体の悪い人はすぐ看護師や医師の直感でわかります。そんなときに声をかけやすいですね。また、電子カルテも万全ではないので、もれている患者さんがいるときは、同じ人が「今度はわたしの番か、今度はわたしか」と待っている状態も察知できます。そんな待合の状態を知りたいので看護師や自分でその雰囲気を垣間見るためにあえて呼びに出るのです。こんなちょっとした気配りでコンピューターの不手際による漏れや、容体の悪い患者さんを発見できるなど、良いことずくめです。

初診時の問診票は役に立つ

初診の患者さんには、問診票に記入してもらっています。この問診票はどんなものでもよいのです。まず、初診の方を拝見するまでに結構な時間がかかります。この時間を無駄と感じさせないようにするために、問診票に記載してもらいます。この書き方で変な患者かがわかります。まったく問診票に記載しないのも変、また細々とした字でたくさんすぎるぐらい記載するのもいわゆる病気です。適切に簡潔に書いてあれば普通です。そして初診まで時間がかかるときは、なにか行える検査をオーダーします。患者さんは構ってもらっていることに満足感を得ます。まったく構われないとイライラが増幅し最後は爆発します。ですから、初診の問診票を垣間見て、構ってもらっている感を出すために、待ってもらっている時間に、施行可能な検査があれば行うのです。挨拶を後回しにしてまず検査に回ってもらうこともありますし、さっと診察室に入ってもらって自己紹介を済ませ、「とても混んでいるので、順番が来るまでまず検査をひとつ済ませてください」と簡潔に説明して、まず検査に行ってもらうこともあります。ともかく忙しい外来で、構ってもらっている感を出すための知恵です。

長く話しても患者さんは理解できない

患者さんの理解力もいろいろです。また、通常理解力がしっかりしていても、いざお医者さんの前に来ると上がってしまって、理解出来ないこともあります。お話しする医師の方も、特別な医療用語を使用し、自分や医療従事者には当たり前の言葉も、患者さんにはわかりにくいこともあります。僕たちもお話の仕方などは学生時代も若い医師の頃も習ったことがないですよね。

セカンドオピニオン外来でたくさんの方の相談に乗ってわかったことの一つは、理解力が相当ある方でも、実は医者から聞いたことを、一〇〇%は理解出来ていないということです。これは実は当たり前のことで、僕たちでも経験があります。電化製品を買うときや、自動車を買うときなど、セールスマンの方から場合によっては相当の時間お話を聞きますが、一〇〇%はわかっていないですよね。自分で理解出来るところだけはなんとか理解できますが、よくわからない単語などは飛ばしていることもあります。つまり、患者さんも一〇〇%は理解出来ていないとこちらは考えておいたほうがいいということです。そして患者さんは自分に都合の良いことのみを理解し覚え込むようになるとも思われます。

手術の話も実はそうですね。いくら長い時間、一生懸命話しても、そして噛み砕いて話しても一〇〇％理解してくれる人はごくまれだと思っておくことが大切です。長く話すことの意味は、「とても忙しい先生が、一時間も話をしてくれた。内容は一〇〇％はわからなかったが、そんな誠意のある先生だ」と思ってもらうことなのです。

そこを理解するのが大切です。僕の知人でも、三〇分間一生懸命、手術の話をして、そして患者さんがいろいろな手術を選べるときに、その決定権を患者さんにすべて委ねる医師がいます。それがプロフェッショナルとしてフェアーなのでしょうか。患者さんの利益になるのでしょうか。話を聞いていて、専門家的にはとてもわかりやすく、そして理解しやすいのですが、患者さんはいろいろな手術の方法を説明されて、そしてそれぞれの利点欠点をしっかりと説明されても、いざ選択という段になるとやっぱり選択できないのです。僕はいろいろな説明をするときには、どこかで「自分であれば、自分の家族であればこの手術を選ぶが、他にもこんな方法があり、それぞれの利点欠点はこんなものですよ」と言うことにしています。

ただ、「自分であれば、自分の家族であればこの手術を選ぶが、他にもこんな

88002-827 JCOPY

方法があり、それぞれの利点欠点はこんなものですよ」という文言は、実は手術や治療の選択肢を医療サイドが誘導できるということですね。保険診療の範囲内の手術を勧めるときは問題が少ないのですが、何気なく上手に保険適応ではない自費診療の手術を同じような論調で勧められるときは実は要注意なのです。たとえば、下肢静脈瘤の手術では、健康保険を使用すれば数万円で終わる治療を、そんな話も聞かずに上手に誘導されて五〇万円以上の治療をしてしまったということが頻発し、一時社会問題化しました。日常でもあまりにも高い商品を強く勧めるのは下心がありそうに感じますよね。それと同じです。

また、リスクの高い手術では一〇人の医師がいれば、全員が同じ方法に賛成しないこともあります。そんなときは、手術のお話に参加している医師、それも医師に成り立ての者も含めて、それぞれにどの手術を選択するのか、それとも手術をしないことを選択するのかなどを発言してもらいます。そうすると手術のお話に参加している医師が全員同じ方法を選ぶのか、それとも他の方法を選ぶ医師もいるのか、そんなことがわかるだけでも患者さんの治療法決定の参考になると思っています。

自分や自分の家族ならどうするか、それが大切なのです。また、いろいろな医師がいればいろいろな意見があると思ってもらうことも大切なのです。医療はサイエンスのようでサイエンスではなく、経験と勘に基づくことがまだまだありますよね。だからこそ、自分や自分の家族ならこうするということはプロフェッショナルとして意味ある発言と思っています。

88002-827 JCOPY

身だしなみはどうする

医師になって四半世紀以上が経ってしまいました。二五年以上ということですね。僕の服装もいろいろと替わりました。白衣のズボンにケーシーの白衣。これは上から下まで白ずくめになります。手術着の上に長い白衣を羽織ることもありました。スーツで外来をしたこともあります。最近はワイシャツ、ネクタイで、その上に長い白衣を羽織っています。まあ、カッコはどうでもよいですね。僕の基準では汚れてなければそれで合格です。ただし若い先生は、ネクタイでもしてピリッとしていたほうが信頼されやすいのではと思っています。内容がまだまだ伴わないと自分で自覚しているときは少なくとも格好だけはスマートにしておきましょう。内容が伴ってきたと思えるようになれば、きれいな身なりであればどんな選択肢もありではと思っています。

田舎の病院に勤務しているときに、スリーピースのベストの上に白衣などを羽織ると、今度来た先生はキザっぽいと言われたこともあります。手術着に白衣を羽織って外来診療をするときは、「手術がさっき終了し着替える時間がなかった」と言い訳をして診察をしていました。

僕の価値観では、自分が患者であれば診てもらいたいような服装ならどれもオーケーといった結論です。しかし、白衣をきれいに羽織っても、前のボタンが締まっていないのは興ざめですね。白衣の前ボタンは必ず閉めたほうが僕は格好良いと思っています。

患者さんはこちらを知っています。患者さんの家族もこちらを認識できます。ところが僕たちは誰が患者さんで誰がその家族であるかがわからないことが多々あります。病院内でもそうです。ですから、病院内での振る舞いはいつも患者さんに見られていると思っておいたほうが間違いないですね。

また、病院外でも患者さんからは見られています。少なくとも僕はそう思っています。病院の駐車場から高級外車に乗って、それもすごい勢いで出てきて、そのなかの先生が実は自分の主治医で、そしてくわえ煙草で運転しているなんて風景はやっぱり患者としては気持ち良くないでしょう。僕は同じ病院の勤務者がそんなことをしているのをときどき目撃しています。

いつも見られていると思っておくことが大切ですね。ある若い先生にそんな話をしたら、「仕事が終わった後まで干渉されたくない」と言われたこともあります。それも一理ありますね。しかし、「もしも自分が開業したら、つまり自分の身だしなみや振る舞いが直接に患者数に反映するとしたらどうですか」と尋ねたら、「確かにわかりました」と彼は答えてくれました。

看護師の勘はあっている

看護師さんが、「先生、この患者さん○○ではないかと思うんですが？」などと言われたときは、必ずしっかりと聴き留めることにしています。昔々、まだ若い頃、「看護師のくせに、しっかり患者さんを診ている僕に指図をするなどとんでもない」と憤慨したこともありますが、医療職の勘は、医師や看護師という職種にかかわりなく合っているものです。もしもそれが思い違いでもよいではないですか。そんな発言をあえてしてくれた看護師もこちらが一生懸命にそれを受け止めて、そして行動を起こせば、その発言が採用されようと採用されまいと、今後も同じように気がついたことを発してくれるでしょう。ところが、一度でも「看護師のくせに、出過ぎたマネをするな」などと怒鳴っては、二度とその看護師さんは気づいたことをこちらに知らせてはくれません。医療はチームワークです。医師も完璧であるはずがありません。得られる情報を出来る限り得る努力、触角を研ぎ澄ます努力をすることが、患者さんのためですし、我々の利益にもなります。ましてや医療ミスの回避にも役立つことでしょう。

親が一緒に入って来て、喋りまくるのは変

成人近くになって、成人を遥かに超して四〇歳近くになっても親が一緒に入ってくるときがあります。我が家も遅くに生まれた一人娘ですので、もしかしたら娘がいくつになっても、娘が来なくてもよいと言ってもついていくのかな、なんて思うこともあります。まあ、最初は微笑ましい光景と思って迎え入れればよいのですが、ことお話を伺う段になって、ほとんどを親がしゃべり出すようになると、それが病気の原因ではないかと思うことが、特に最近は増えています。成人して、四〇歳近くになって、親が娘の病状をしゃべりまくっているのは、親としても変ですし、娘が変と感じないのも変ですね。そんな親子関係自体が病気だと思ってあげるまで僕は成長していないので、そんな光景を目にすると一気に診療意欲が減退して、どうでもよくなってしまうのです。娘を一人暮らしさせれば一気に解決するんじゃないの、親が娘離れすれば解決するんじゃないの、なんて思ったりもするので。でも、なんだかそんなことに干渉する元気もなくなり、突然リラックスできない外来に変身し、早く終わらせようという虫が疼きだすのです。僕の外来診療もまだまだですね。

美人には要注意

思わず性的に魅力を感じる患者さんが訪れるときがあります。そんなときは必ず看護師が側にいるように注意しています。これは男の勘というか、医師の防御本能というか、自然と身につきました。今ややっかいな時代です。診察室で二人きりとなり、突然にブラウスのボタンでも外されて、外に声を上げられて飛び出されたのでは、立場がありません。診察室に監視用のビデオがあるわけでもなく、身を守れるのは自分の注意心だけです。そんな気苦労をすることも外来ではあるのです。

検査結果は説明し、お持ち帰り

外来でいかに短い時間で満足してもらうかをいつも考えています。一人に三〇分お話しできれば患者さんの多くは満足します。そんな長い時間話を聴いてくれたんだという満足感です。ところが、一人当たり三〇分を診察時間に割ける医師は、そんな恵まれた外来をできる医師は日本ではまれでしょう。場合によっては数分の診療です。三時間待ちの三分診療なんて酷評されることもありますが、そその数分でいかに満足してもらうかがプロフェッショナルとしての勝負ですね。検查結果は出来る限り、印刷したものを患者さんが持ち帰るように心がけていま

す。なにかをもらって帰ると、僕たちの日常生活でも、手ぶらで帰るよりは嬉しいではないですか。採血をすればその結果をプリントアウト、検査結果があまりにも多くの紙を使用するときは、メモ用紙にでも行った検査の名前とその結果を書いてあげます。もっと大切なのは病名が決定したときに、その病名を書いて渡してあげることです。そんな些細なことでも、患者さんの満足度は向上します。

僕の外来を受診するお年寄りはいろいろな先生にかかっています。そんなときにどんな病気ですかと尋ねても、迅速に自分の病気を答えられる人は実はそれほど

多くはありません。患者さんが自分の病気を理解していない状態が実はあるのですね。検査結果に至っては、多くの患者さんは理解していないのかもしれません。実は、コピーや説明の紙を渡しても理解はあまり進まないかもしれません。それは患者さんの満足度を上げるポーズとなる可能性もあります。それでよいのです。わざわざ外来に来ていただいた患者さんの満足度が少しでも上がれば、それで。

検査結果はあなたのものだけれども、あげられない

ＣＴやＭＲＩなどの画像検査は、実はお金を払った患者さんのものでしょう。でも病院には保管義務があります。大学病院は電子カルテとなりましたが、昔はフィルムでした。多くの患者さんは検査した画像をくれとは言いませんが、ときどき画像をほしいという人がいます。ですから、最初からぼくは、「このフィルムはあなたのものだけれども、病院は保管義務があるから差し上げられないのです」と説明していました。「何故ですか」と問われれば「フィルムを差し上げてしまうと、検査を本当に行ったかわからないからです」とお話ししていたのです。「だからコピーは差し上げられるけれども、それ相当のお金がかかります。ですから本当にほしいときにコピーをしたらどうですか」と言っているのです。そんな些細なつまらない配慮のようですが、言うと言わないとでは患者さんの気分が違いますね。

患者さんが自分から話したことは書き留める

何回か患者さんとの診察の時間を過ごすと、ちょっとした雑談が混じってくることもあります。こちらから聞くこともまれにありますが、患者さんがむしろ自分から話すことには、結構気を遣っています。つまらないこともカルテに、病気とは無関係のことも、患者さんが語ったことは書き留めています。自分の家庭のこと、仕事のこと、などなど。患者さんの元気のバロメーターとして、日常会話をほんの少し入れるのは悪くないです。そんな会話の材料にするためです。一方で、たくさんの患者さんが待っているのに、医療とは無関係の世間話を長々としているような医師はプロフェッショナル意識に欠けますね。

88002-827 JCOPY

紹介状の先生を褒める

たくさんの先生から紹介があります。紹介状もピンから切りです。僕が他院に紹介するときも実は紹介状にたくさん書けません。時間がないからです。要領を得られる程度に簡潔に書いています。ともかく、どんな紹介状であっても僕はその先生を褒めるようにしています。「○○先生からの紹介ですね。丁重な紹介状をもらっていますよ」と言えばよいのです。ものすごく素晴らしい紹介状は当然に褒めるに値しますが、簡潔な紹介状、場合によってはあまりにも簡潔すぎる、または的外れな紹介状でも、「丁重な紹介状を頂きました」と言っておけばよいのですね。患者さんとしては、なんらかの縁でその先生から僕の所に来てくれたのです。それだけで、僕を選んでくれただけで十分な紹介状です。決して心の中で、こんな紹介状と思っても、口に出さないようにしています。患者さんはその先生と素晴らしい人間関係があるかもしれません。自分が尊敬している先生の悪口は聞きたくないですね。そんなことで最初からつまずいていたのでは、当方でこれから創り上げる医師患者関係がマイナスからの出発になりますからね。

薬の説明書や健診の書類は見てあげる

患者さんが薬の説明書や健診の報告書を持参することがあります。昔は、自分の診察に特別必要ではないと、「今は必要ないから」と言って見ないこともありました。今は患者さんが差し出すものは、まずざっと目を通すようにしています。少なくとも目を通す振りをするようにしています。患者さんも一生懸命用意して持参したのでしょうから、実は不要なものでも見てあげればいいですよね。そんなポーズをすればいいのです。でも、もしかしたら大事な情報が含まれているかもしれません。

ワルファリンやアスピリンの中止は要注意

抗凝固剤のワルファリンや抗血小板剤のアスピリンなどはお年を召した方では結構な頻度で内服しています。胃カメラ、大腸カメラ、抜糸、手術、腰椎麻酔などで中止しなければならないこともあります。さて、そのときはしっかりと説明をしてください。自分が説明したくなければ、専門である循環器内科の先生にしっかりと説明してもらいましょう。

保険会社の意見書を書いていると、こんなことでも訴えられるのかと感じることが多々あります。アスピリンやワルファリンは狭心症の予防や、脳梗塞の予防に効果があります。もしもアスピリンやワルファリンを中止したときに、たまたま狭心症や脳梗塞が起こって、それも最悪な事態で死亡などすると、そして弁護士の先生が登場してくると、なんで薬剤を中止する必要があったのかと問い詰められます。

つまらないことですが、危険性を十分に患者さんや家族に理解できるように説明できない先生は、またそんな時間がない先生は、中止の必要性を専門家に任せることが安心で安全です。

弁護士の先生でも仕事がない人がいると聞いていています。つまらないことでお世話になると時間の無駄です。薬剤の中止は「何故中止したのか」と簡単に問い詰められますので、十分に注意を払って下さい。

一期一会

僕の外来には若い方もいらっしゃいますが、なんといっても高齢の方が多いですね。動脈硬化症と診断がついている方もいれば、年相応の訴えでいろいろと不満があり、そして最後は僕の所に漢方治療で通っているという患者さんも多いですね。閉塞性動脈硬化症が足にみつかった患者さんを集めると、五年後には、三〇%の方が亡くなっています。これはいまの日本の医療レベルでは、大腸癌や乳癌、胃癌などよりもむしろ悪いのです。ですから「あなたの足の血管は動脈硬化症で狭いですよ。詰まっていますよ。」と言われることは大腸癌、乳癌、胃癌と言われるより命にとっては問題だということです。

そんな患者さんのいろいろな訴えを治すために始めた漢方診療がいつのまにか有名になり、そして末梢血管疾患でない患者さんもたくさん集まります。ともかく予後が悪い人が多いのです。診察が終わって、後ろ姿を見送るときには、これが最後かもしれないなと思いながら見送ることもあります。一期一会ですね。外来も一瞬、一瞬が勝負ですね。短い時間でも患者さんを死ぬまで励ましてあげるような外来診療を目指しています。

脈を診る、体に触れてあげる

患者さんの診察時には、出来る限り体を触れるようにしています。特に医学的に触れる必要がないときでも脈は診るようにしています。手を握ってあげるのと同じ意味ですね。血圧を測ってもよいでしょう。お腹を触ってもよいでしょう。脈を診てもよいのです。特別脈を診なくても手を握りながらお話を聞いてあげるだけでよいのです。スキンシップは大切です。別に診療行為として不要でもよいのです。診療行為に不要であれば体に触らないという選択肢もあります。でも実際に脈を診るだけでも、元気な人は緊張した脈ですし、弱々しいときは弱い脈ですね。血圧には比例しない脈のはりが体の調子を表しているということは、僕のような脈を診るのがあまり上手でない漢方医でも可能です。ともかく何でもいいのです。体を触るといろいろなことがわかり、患者さんの診てもらった感も倍増するのではと勝手に考えています。

書類はその場で書く

いろいろな書類を頼まれることがあります。以前は預かって書いていたのですが、数分で書けるものであれば、今は出来る限りその場で書いています。患者さんにとっては、書類を書いてもらっている時間も診てもらっている感があるのです。ですから、書類をその人のできれば希望に沿って、その場で尋ねながら書いたほうが、お互い楽ですし、満足感も上がると思っています。書類は必要最低限が書いてあればいいので、簡潔明瞭にしています。昔は小さい字で細々と、そして詳細に記載していました。しかし書類にさらに尋ねたいことがあれば、別に提出先から連絡が入りますので、今は一通数分で書き終わるような書き方をしていますす。書類をその場で書くようになって、記載漏れも減ったと思っていますし、患者さんの満足度も上がったと思っています。

医者と患者は対等ではない。こちらが医療を施している。当たり前のこと

「患者さま」か「患者さん」か。僕は「○○さん」と読んでいます。「○○さま」はどうもよそ行きですね。決まり切ったフレーズで何も考えずに連発するにはこちらがよいのかもしれません。プロフェッショナルがある特別なことを施すときに「○○さま」というのではと、勝手に思っています。

この本にも「患者さんに○○をしてあげる」という記載がたくさんあります。接遇の専門家からは「○○してあげる」ということ自体が対等ではないと指摘を受けました。そんなことは僕にとってはくそ食らえです。こちらはプロフェッショナルとして、症状や訴えを治すべく、「○○してあげている」のです。医療は対等であるはずもなく、対等の必要性もありません。しかしプロフェッショナルとしてプライドを持って、優しく真摯に「○○してあげている」のです。

ですから、病院の事務系の方が、ホテルのように、キャビンアテンダントのように、患者さんを「○○さま」と呼んでも、それに特別僕は違和感を覚えません。マニュアル的に失礼なく対応するには簡単な方法ですからね。そして患者さんも嬉しいかもしれませんね。

メモは奪い取って利用する

患者さんのなかにはメモを持ってくる人がいます。それもたくさんのことが細々と書いてあります。そんなときは奪い取るのです。患者さんにそれを詳細にぼつぼつと読ませたら当方の負けです。たくさんの時間が必要です。奪い取ってさっと目を通して、目を通した振りをして、もしも重要な情報があればカルテに記載します。重要な情報がなくても、「これをカルテに貼っていいですか」と尋ねて、貼るのです。そうすれば患者さんは満足です。大学では電子カルテなので、スキャンして読み込みです。少々手間ですが、スキャンしています。ともかく、患者さんに読ませないのです。聞きたいことはメモに書いておいでと促しますが、あまりに長いメモは要注意ですね。外来をリラックスして行うには。

患者さんが希望した検査はやろう

患者さんが知人から聞いて、ネットを見て、そしてある検査を希望することがあります。明らかに間違っている場合は、また明らかに不要な場合はその旨を説明しています。一方で、やっても悪くないなと少しでも思われるときは、僕は検査を行うようにしています。医療に一〇〇%はありません。つまり検査が不要と思っているプロフェッショナルの意見が間違っていることだってあり得るのです。そんなときに患者さんの意見が合っていることもあります。「患者のくせに医者に命令するな」と憤慨した時期も自分にはあります。でもそれを含めて患者さんの希望だと納得して、上手に対処していけばよいと思っています。プロフェッショナルも一〇〇%ではないでしょうし、患者さんもいつも間違っているわけではない。そんな立ち位置が安心で安全です。

最初に一番困っていることを言うとは限らない

患者さんはいろいろな訴えを携えて外来を訪れます。患者さんも実は恥ずかしいのですね。最初から一番困っていることを言うとは限りません。一番困っていることは伏せて、他の問題を相談することもあります。患者さんも手探りで自分の目の前の先生が、本当に困っていることを相談するに足るかを値踏みしていることもあるのです。漢方を手にして、現代西洋医学で治らない症状や訴えに対峙できるようになり、全国から患者さんが集まり、こんなことで悩んでいたんだと思うことも少なからずあります。患者さんは医師との人間関係が良好になるに従って、どんどんと困っていることを相談するようになるのです。

JCOPY 88002-827

同じ目線の高さで

患者さんと話をするときは、出来る限り同じ目線の高さにしています。毎回点滴に来るご婦人を点滴中に診察するときには、そのベッドの横に座ってお話をします。こちらが立ったままで、患者さんが寝たままではあまりに目線の高さが異なります。ベッドに腰掛けている患者さんと話すときは、並んで座って話をすることも頻回にあります。患者さんに寄り添う雰囲気をつくることは、患者さんも嬉しいでしょうし、こちらも心地よいものです。

一緒にくる人には上手に関係を聞こう

一緒に診察室に入ってくる人には上手に関係を聞きましょう。笑い話は、奥さんだと思っていた人が、お母さんだったりすることもあります。思い込みは禁物です。最初から尋ねる必要もありません。何度も外来で同じ人がみえればその関係を尋ねればよいのです。ある場合は奥さんではなく、いわゆる愛人であったり、またある場合は純粋なお友達ということもあります。またある場合は隣の人が親切で連れてきているということもありました。もちろんヘルパーさんのこともあります。なぜ聞くかというと、医師患者関係が長くなってくると本人以外に知らせておかなければならないことも発生するからです。そんなときに人間関係は大切だからです。余命が少ないと感じたときにいつも付き添っている人にそっとお話をしていいものやら、かえって迷惑なのかなどと思案します。

希望は大切。それが無理とわかっていても

若い頃、医師の仕事は病気の患者さんを治すことだと思い込んでいた時期があります。当然に、病気を治すことは医師の本分なのですが、実は患者さんは治らなくても満足している状態があるのです。そんなことにやっと気がつきました。もちろん症状や訴えの原因となっている病気を治せれば、それは万々歳です。ところが病気は少し良くなっているぐらいでも満足している状態はあるのです。今の少しでも良い状態を維持していることに満足感を得てもいるのです。その延長線上はまったく良くなっていないのに、患者さんが満足している状態があります。患者さんが希望を持っている状態です。こんなある意味当たり前のことが実は大切なのです。患者さんに希望を持たせるにはどうするのでしょう。僕は「医療は日に日に進歩しているから、良くなる日も来るかもしれない」と言うこともありますし、「人間の体は自然治癒力があるから、いずれ少しは良くなることがある」と言ったりもします。また「医療には奇跡が起こることがあるから」と言うこともあります。こんなことを言われても患者さんは「そんな奇跡なんか滅多に起こらない。良くなる日の前に自分は死ぬのだ」と思うこともあります。そう

88002-827 JCOPY

ですが、そこで医師が率先して、「患者さんが思っていることは当たり前で当然だ。ミラクルなんか起こるはずがない。現実を受け入れなさい」と発言したのでは、まったく希望がなくなります。僕は希望を持ちながら死んでいくことが良いのではないかと勝手に思っているのです。

マイマウスとマイキーボード

たくさんの外来を長時間、毎日行ううえで必要なことは環境整備ですね。まず、大学ではコンピューター入力です。そうすると、自分のマウスと自分のキーボードが必需品です。備えつけのものではやっぱりなんとなく入力しにくいのですね。ちょっと使うにはまったく問題ありませんが、長時間の使用となると、このちょっと使いにくいことがボディーブローのように効いてきます。診察終了後に本当に疲れ果てる原因ともなります。僕はいつも自分の使いやすい、疲れにくいマウスとキーボードを用意して、それを接続しています。コンピューター入力となる前は、手書きのカルテでした。このときももちろん自分の使いやすいボールペンを用意していました。決して高価なものが使いやすいとは限りません。しかし、いろいろと試してみて疲れないペンの使用は長時間の外来には絶対条件と思っています。

マイチェア

大学病院の診察室に常備してある医師用の椅子は肘掛けつきのビジネスチェアです。僕にはどうも使いにくいのですね。僕は自分で浅い背もたれのついた回転のしやすい丸椅子を購入し、それを使用しています。背もたれといっても一五センチぐらいです。座りやすく、そして回転しやすいので、ドアを開けて患者さんを呼び込むときや、ベッドに寝てもらった患者さんの診察や、他の部屋での注射や診察など、頻回に立ち上がる必要があるとき便利ですね。その後にまた座ります。そんな状況に適した椅子を使用しています。

患者さんが丸椅子だから、医者が偉そうな椅子に座ることは対等ではなく問題だというような論調もありますが、僕にはそんなことはどうでもよいのです。患者さんは長くても一〇分ぐらいしか座りません。こちらは一日座るのです。なぜ同じ椅子であることが大切なのですか。こちらが座りやすい椅子を選ぶのは当たり前であって、それが背もたれが高く高級な革椅子でも僕はよいのです。僕はたまたま、自分が座りやすい椅子が、患者さんと同じような丸椅子の延長であったということです。椅子を見るとその病院の患者さんに対する対応がわかることもあります。それは、医者が患者に比べて素晴らしい椅子に座っていることが問題ではなく、患者さん用の椅子にお金をかけていないことが問題だと思っています。

マイミュージック

診察室に長くいると、音楽があれば本当に心地よいですね。開業の先生であれば、ＢＧＭを診療所に流すことなども可能でしょうが、大学病院ではそういうわけにはいきません。そこで、僕はマイ iPod と小さなスピーカーを常備しています。クラッシックを流すこともありますし、福山雅治さんの歌のことも、坂本冬美さんの歌のこともあります。なんとなく音楽が流れていると僕の心が落ち着くのです。もしかしたら、患者さんには興味のない、患者さんとしては好きではない曲かもしれませんが、まあ、許してもらっているのですね。僕の精神的なリラックスが一番大切ですからね。

マイＰＣ

診察室の机の上には、イーモバイルでネットに接続してあるコンピューターが乗っています。これだけネットが進歩すると本当にＰＣは診療にも必需品です。患者さんが飲んでいる薬も、最近はジェネリック医薬品などの導入も進みすべてを理解することなどは到底不可能です。本を参考にしてもよいですが、なんといってもネットに接続してあるＰＣがあればGoogleにでも調べたいことを入力すれば、たちどころにいろいろな情報が出てきます。ネット社会の進歩にあやかって、どんどんといいとこ取りをして患者さんにも医師にも迅速な情報が手に入ることは至福の喜びですね。

病院内の医師に敬語は変

患者さんとの会話のなかで、病院内での先輩医師が出てくると敬語を使用する医師がいます。「わたしではなく経験豊富な○○教授に見ていただきましょう」なんていう会話です。これはおかしいですね。上司であっても、同じ組織のなかであれば、患者さんに話すときには「教授の○○が拝見します」と言うべきなのですね。役職名が名前の下にくるのは、敬語ですよね。また看護師や事務が答えるときも「○○医師に診ていただきますから」なんて発言している病院もあります。これは「○○医師が拝見しますから」となりますね。こんな一般社会では当たり前のことが出来ない病院があるのです。ぼくは患者さんには「あんた、このままだと死ぬかもしれないよ」なんてある意味無礼な言葉もあえて投げますが、「内科の○○医師が拝見するように予定を組んでいいですか」などと、ちゃんと言葉を選んでいます。

エレベーターでの心配り

医師はプロフェッショナルと思っています。プライドがあります。当然です。しかし、そのプライドと偉そうなのはまったく別ですね。イギリスのオックスフォードに五年間留学し、そこがしっかり腑に落ちました。オックスフォードに世界から集まる留学生は、エリートの集団です。彼らはまったく偉そうではありませんでした。少なくとも僕の周りのエリート達は紳士でした。日本では無用に偉そうにしている先生方も少なからずいますね。こちらが挨拶をしてもろくに返事もしない。エレベーターは誰よりも先に乗って、誰よりも先に降りる。エレベーターなどは、実は偉い先生がちょっと脇に寄って開くボタンを押して、患者さんに「お先にどうぞ」なんて言える雰囲気があるとよいですね。そんなかっこ良い先生になりたいですね。

診療行為中の電話は

診察中に電話が入ったらどうするのでしょうか。昔は、診察中の電話は患者さんに不利益だから一切対応しないこともありました。今は、変な電話でなければ患者さんに「ちょっとすみません」と断って電話に出るようにしています。あっさりと電話に出て、終了後に「失礼しました」と言って、また診療に戻ればそれを不満に思う患者さんは通常いません。電話を後回しにしても、またどうせかかってきます。どんどんと終了させないと、どんどんとリラックスできない外来になってしまいます。

僕の外来診療　【クレーム対応編】

素直に謝る

外来をやっているといろいろなトラブルに見舞われます。コンピューターの予約画面から抜け落ちて、長い時間待たせてしまったことや、診察前に行うべき検査の入力を忘れていたり、再診時までの薬の日数の計算違いがあったり、薬の処方を間違えていたりです。

そんなとき、まず素直に謝ることにしています。いろいろ他の事情を取り上げて言い訳をしたこともありますが、自分に嘘をついて謝っても誠意に欠けますよね。やっぱり、素直に「僕のミスです」ということが率直でよいと思っています。

一方で、職員や病院のミスや失態をどう説明するかは難しいですね。特に各個人の病院への忠誠心が欠ける場合が難しいですね。そんなことあるわけがないと思うかもしれませんが、まったく忠誠心はないが他に職もないので、仕方なくダラダラとここで働いているという職員も少なくありません。基本は少々不満があっても、自分が属している組織や、組織の人が侵したミスは、真摯に謝るというのが筋でしょうし、そのほうが患者さんにも信頼されますよね。

同じことが起きない努力をすることを伝える

失敗やミスをしたときに素直に謝ることも大切ですが、一方で「こんな努力をして同じことが起きないように気をつけます」という態度や努力が必要ですね。

大学のコンピューターではときどき名前が抜けることがあります。特に他の検査に行って同日に再診するときにまれに起こります。そんなことを経験してからは、患者さんに「この検査が終わって、結果が出てから、もう一度僕に会いますからね。今日、もう一度診察です。通常二時間以内に結果が出ますので、二時間以上待っているときには、恐れ入りますが、事務の者に声をかけてもらえますか」こんな風にお話しておくだけで、延々と待っているなんていうトラブルは防げます。

自分一人で抱え込まない

クレームマニアのような患者さんにクレームを頻回に言われると、明らかに当方に非があれば、それはしょうがないのですが、過剰の反応には辟易することがあります。そんなときには、本当にクレーム対応だけで疲れ果てますね。当然リラックスできません。病院にそんな専門の職種の方がいれば最高ですが、もしもクレーム処理の専門職がいなくても、一人で問題を抱え込まないことが大切です。信頼できるいろいろな人に助けを求めましょう。いろいろな人に相談しましょう。

臭くて診られない

ある日、ゴミ屋敷に多数の犬と暮らしているような男性が他の大学病院からの紹介で僕の外来に来ました。何ヵ月もお風呂に入っていないのでとても臭いのです。診察室に入れると全員が倒れそうになるくらい臭いのです。医師には患者を診る義務がありますが、こんなときは、他の職員にも集まってもらって知恵を出します。結局は「あなたを診てあげたいが、あまりにも体が臭く、診察できない。次回はお風呂に入ってから来てもらいたい」と言って帰ってもらいました。その人がまた風呂に入らずに来院し、今度は「僕は診てあげたいが、あなたの臭さは限界を超えている」と正直にお話して帰ってもらいました。福祉事務所などにも連絡をして、当方の診療行為拒否の正当性などを説明したりもしましたが、診たくない患者を診るのは本当にリラックスできません。職業倫理といっても限界を超えることもあります。

法律的な対処が必要なことも

あまりにも要求が不当なときは、法的な対処も作戦に入れましょう。患者に殴られれば、すぐ警察に通報するものと思っています。昔、酒に酔っている患者に理不尽に殴られたことがありました。酒のせいだから許してあげようなんて昔は思っていましたが、今は、毅然と警察に届け出る態度を取ったほうがいいですね。そんな毅然とした態度に、ついて来た人や本人が十分反省すれば、届け出るのを勘弁してあげてもよいですが、基本は傷害行為があれば警察に即通報と思っています。

ブランドイメージがすべて

なにか起こったときの受け取り方は、起こした組織と起こした本人のブランドイメージによってその後の経過が左右されますね。ブランドイメージとは無形の価値ですね。つまり、新車が故障したとしましょう。その新車があるヨーロッパの有名ブランドのものであれば、「たまたま運が悪く故障したんだな」と思いたくなります。一方で発展途上国の車であれば、そしてちょくちょくと問題を起こしているメーカーであれば、「今回の故障も組織的な問題だ」となるでしょう。ですから、日頃から、自分自身が、また自分が属している組織が良いブランドイメージであることがリスク管理では実は大切なのです。つまり同じミスを犯してもブランドイメージが良いとたまたまの出来事と理解されるのですね。

やっぱりあの病院は、またあんなことをやってくれたとなると信頼回復は大変です。マスコミも当然そのような論調で書くでしょうから。

88002-827 JCOPY

僕の外来診療【漢方があれば編】

「なにか困ることはありますか」

精神的にリラックスできているか。これが外来診療を行ううえで大切なことです。精神的にリラックスできない状態は肉体的にも辛いのです。専門領域の医師という自分自身にバリアーがあるとかえってリラックスできません。「こんな質問を俺にしたってしょうがないじゃないか」と心の中で呟くことになります。医師は自分の専門領域のプロフェッショナルであることはもちろんですが、患者さんにはその専門領域に自分の症状や訴えが当てはまるのか、またはそぐわないのかがわからないのです。患者さんから投げられる言葉、患者さんは一生懸命自分の知識で話をしてきます。一方医者は、特に経験を積めば積むほど、一言二言で自分の専門領域のものか、専門領域でないかを見抜けるのです。特に経験を積めば積むほど、その見極めの速度は速くなります。そして患者が延々と語りかける言葉が自分の専門領域ではないと見極めた瞬間から、リラックスできない状態となります。なるべく早く自分の領分ではないことを説明して、この場を終了させたいと思うのです。そして上手くその場を終了させられると外来診療は滞りなく進んでいきます。一方、上手く終了させられないとリラックスできない感覚はどんどんと増強され、そして頂点に達して、ひたすら疲れる状態が訪れます。だって、いくら聞いてあげても、自分の専門領域ではないし、治してあげることも出来ないのですから、当たり前の対応ですね。

僕も一般・消化器外科医であり、そのなかの専門分野が末梢血管外科であったわけですから、自分の領分から外れると、その理由をざっと解説し、さっさと他の先生や病院を紹介していました。問題は、他の病院や先生を紹介できない場合ですね。すでにそれらの先生に診てもらっているときです。そうするとにっちもさっちも行かなくなります。本当に苦しい状態となってしまうのです。そんなときは、「今の医学では病気ではない」とか説明していました。先生によっては「自律神経失調症」とか「更年期障害」などの病名をつけて納得させているケースもあります。患者さんがそんな風に他の医師に見立てられていると訴えるからです。

さて、一〇年前からそんなにっちもさっちも行かない状態があることを自覚し、そして漢方にはまりました。漢方は昔の知恵です。ですから、現代西洋医学的な病名がなくても処方出来るのです。患者さんに「漢方でよかったら試してみるかい」と言えるようになったのです。漢方は昔の知恵ですから、専門領域はありません。つまり僕は一般・消化器外科医で、そのなかの専門領域は末梢血管外科ですが、漢方薬を用いればどんな領域の訴えにも対応出来るのです。

漢方という西洋医学とは別の引き出しを手に入れて、僕の外来は劇的に変化しました。だって、「何か困ることはありませんか」といつも聞けるようになったのですから。いつもリラックスして「何か困っていませんか？」と誰にでもいつも聞けるのですから。

漢方という引き出しがないときに、こんな質問、つまり「何か困ることはありませんか？」なんて切り出して、「先生、実は片頭痛がして……」なんて言われると、「それは神経内科だよ」と言うでしょう。また、「先生、実は生理痛がひどくて……」なんて言われると、「それは婦人科でしょ」と返答せざるを得ません。そんなことなら、患者さんは、「じゃーなんでそんな質問をしたんですか」と言うことになります。治せないのに「困っていることはないですか」と言っても、医者も患者さんもお互いに不幸です。

ところが漢方という別の切り口を手にすると、「あなたの訴えは僕の西洋医学の専門領域の話ではないですよ。他の先生はなんと言っているんですか？　西洋医学的にちゃんと診てもらっていて、でも困っているのであれば、漢方薬でも試してみますか?」ということになります。そして漢方薬を処方すると、そんな訴えや症状が治ることもあれば、治らないこともあるのです。治らなければまた次の漢方薬を試せばいいのです。だって相手は困っているのですから、最初から有効な処方に当たらなくても、そのことを最初に説明しておけば何のトラブルにもなりません。

漢方薬の魅力は、ある意味最初から当たらないことがあることです。そして次々とカードがあることです。だからこそ再診時に患者さんに、「あの漢方薬は効いたかい?」と尋ねることがワクワクするほど楽しいのです。西洋医学的病名があって、まずこれが有効だという薬をプロトコールに従って処方しているときには得られないドキドキ感が漢方処方にはあるのですね。だって、いつも当たるとは限らないのですから。漢方薬を処方するときには逆転の発想でいいのです。つまり「最初から適切な漢方薬に当たるとは限らない」と医師も患者も思っておくことが適切な漢方薬に巡り会う第一歩です。こんな肩に力が入らない状態、つまりお互いリラックスしている状態で臨めばいいではないですか。

プラセボ効果の何が悪い

目の前に困っている患者さんがいて、その訴えがたとえばラムネで楽になればそれでよいではないですか。僕たち臨床医は困っている患者さんを治したいのであって、それがラムネでも極論すればよいのですね。ラムネでも治るような効果をプラセボ効果といいますが、プラセボ効果が出るか出ないかは、処方する医師にかかっています。同じ薬でも有効性に差があると思っているのです。特に患者さんが訴える症状に関してはプラセボ効果を無視できませんね。よく漢方には「エビデンスがないから使わない」という先生がいますが、そんな先生は臨床の現場で困っていないのです。困っていれば、そして漢方が有効であることを何回か実体験すれば、漢方を使用したくなるのです。実際使用してみるとラムネよりは遙かに有効なことを実感できます。一方で、ラムネと間違えられるのは、これは実際、昔の僕の漢方に対するイメージですが、有効なことも無効なこともあるからです。今風には、漢方薬の有効性は、レスポンダーとノンレスポンダーで差があり、その区別をするようなデジタル的なサイエンスがまだ十分に発達していないのです。ではどうするのか。昔の叡智を勉強して、つまり最初はなんとなくうさんくさく感じる漢方理論や漢方診療を勉強して、より打率良く漢方薬を処方するのです。そしてもうひとつの方法は、効くものに当たるまでリラックスして順番に処方していけばよいのです。

ともかく患者さんの訴えを楽にしてあげたいのですよね、臨床が好きな先生は。それが臨床医の基本的態度と思っています。

「一緒に有効な漢方薬を探しましょう」

漢方は昔の叡智です。西洋医学が現代医学的病名という仲介役を使って、症状や病気と処方を結びつけるのに比べれば、有効打率は当然低いと思われます。症状や訴えから、そしてその当時に行いうる出来る限りの診療を行って、処方を選んでいったのです。ですから、サイエンスが進歩した現代からみれば、その漢方理論は仮想病理概念に基づいているので矛盾の宝庫のようにみえることもあります。でもそんな知恵でも、今困っている人に使用すれば、ひとつの選択肢としては悪くはないですねという話です。最初の漢方薬で無効なときは順次、次々に処方を変更していけばよいのです。いつかは適切な漢方薬に当たるというリラックスした姿勢でも患者さんはしっかりとついて来てくれます。「一緒にあなたに有効な漢方薬を探していきましょう」という姿勢でいれば患者さんはついて来てくれます。そして患者さんの症状が結構楽になります。

「治る」とは言い切らない

さて、症状や訴えを治すときに、目標の設定点は高くないほうがよいのです。漢方薬を飲んでどれぐらい治りますかと聞かれると、ぼくは「四人に三人ぐらいは症状が楽になったと言ってくれるよ」と答えています。これを「四人に三人が治る」と言い切ってはお互いに不幸です。患者さんは治るといえば、完全に治ることを期待します。つまり遙か昔の若い頃の状態を思い浮かべる患者さんさえいるのです。つまらないような言葉の遊びですが、治るではなく症状が良くなると言葉を選んで説明するようにしています。現代西洋医学で治らない訴えや症状にしか僕は基本的に漢方薬を処方しません。それが西洋医が漢方を使用するときの立ち位置と思っています。現代西洋医学をさんざん試して治らない訴えや症状が漢方であっという間に治ることはやはり少ないのです。でもその症状や訴えが楽になることが四人に三人ぐらいに訪れます。それで十分素晴らしいではないですか。

「一日三回適当に飲んで下さい」

漢方薬は生薬の足し算です。現代西洋医学が発達する遙か昔から確立されている叡智です。現代西洋薬学は単一成分である薬を探し求めた歴史だと思っています。現代西洋薬学の薬は多くがワンピークですね。分離、精製、合成という知恵が発達したからこそ得られたワンピークの産物が現代西洋薬剤です。一方で漢方薬は分離、精製、合成という技術が登場する前の時代の知恵です。その知恵とは足し算なのです。生薬を一種類服用するということは民間薬としての知恵です。ですから漢方薬の知恵は、複数の生薬を足して、その生薬の作用を増し、副作用を減らし、また生薬の組み合わせでまったく新しい作用を作ってきました。生薬には身近にある草根木皮も含まれています。つまり多くは食品の延長です。食品の延長の足し算が漢方薬であるとまず理解してもよいのですね。ですから、食事と一緒に漢方薬を飲むと、また食後に漢方薬を飲むと、その生薬の足し算もバランスも崩れることがあるので、つまり生薬の足し算である漢方薬の有効性が低下することがあるので空腹時の内服を勧めているのです。

でも、食後に飲んでも効きが少々悪くなることはありますが、結構効くのですね。ですから飲まないよりは飲んでもらいたいのです。「食前に飲んで下さい」と薬剤師の先生が服薬指導するように医師も発言してもよいのですが、むしろ「一日三回適当に飲んで下さい。忘れなければ空腹時に飲んで下さい」と促したほうが優しい服薬指導となります。「食前、食前」と連呼すると、飲めないことが多く、再診時にこんなに漢方薬が余ってしまったと相談されることがありました。

「西洋薬は続行ですよ。止めないようにしてください」

現代西洋医学の補完医療としての漢方薬の魅力は、漢方薬を処方するときに、現在処方されている西洋薬剤の中止や変更は不要ということです。むしろ西洋薬剤は続行されるべきなのです。漢方薬は複数の生薬の足し算です。一見不純物の集まりのようですが、むしろ単一ピークでないからこそ、単一ピークである西洋薬剤との併用は問題ないのではと考えています。実際に、僕の外来で「西洋医学的治療で治らないあなたの訴えや症状に、今日から漢方薬を試しますが、この西洋薬はしばらく中止して下さい」と言うことは一切ありません。むしろ「今服用している西洋薬剤は続行ですよ。勝手に止めないようにして下さいね」と念を押しています。これが補完医療としての漢方の魅力なのですね。

一方で、すでに他から漢方薬が処方されている場合は要注意です。漢方薬は生薬の足し算の叡智ですから、勝手に漢方薬を複数併用すると効果が減弱することがあります。過去の歴史と経験に従って、相性の良い漢方薬同士を併用することは可能ですが、併用で効果が落ちる可能性があると常に認識しておくことが大切です。こんなことはわれわれが処方している西洋薬剤では通常起こらないことですね。ですから、たくさん病気を抱えている患者さんのお薬手帳にはたくさんの西洋薬剤が記載されています。そして西洋薬剤ではそれぞれがしっかり有効なのですね。

「漢方だって副作用はあるよ。何かあったら止めて下さい」

漢方薬も医薬品です。「もっとも安全な部類の医薬品が漢方薬だ」と説明しますが、それは裏返せば、「漢方薬も医薬品である以上、副作用がある」という意味です。しかし、漢方薬を、それも保険適応である漢方エキス剤を一包飲んで死亡することはありません。妊娠を知らずに漢方エキス剤を一ヵ月内服しても流早産することはありません。副作用は、エフェドリンを含む麻黄剤によるものや、甘草の過量投与による偽アルドステロン症、どんな生薬でも起こりうるアレルギー反応や間質性肺炎などです。つまり「何かあったら止めて下さいね」と言い添えておけば基本的に安全です。

「漢方は養生のひとつ。努力した人に微笑むんだよ」

西洋医学に限界があることに気がつき、昔の知恵である漢方の魅力にはまりました。幸か不幸か現代西洋医学的病名が発達する前の叡智で、そして多くの訴えや症状を治した歴史ですので、治ることがあるのですね。特に今の医学で治らない症状や訴えには有効なことがあります。しかし、漢方にも当然限界があるのですね。漢方は養生のひとつです。養生とは健康管理というような意味です。日常生活に注意を払い、努力をした人が漢方薬を飲むといろいろなことが改善します。さんざん無礼講のような人生を送っている人に西洋医学的治療で治らない訴えや症状が現れて、それを漢方だけで、それも改心しないで治そうとするなど論外ですね。ともかく、適切な運動をして、食事は腹八分目以下でバランスよく食べる、ストレス管理を行う、適度の睡眠を取る、タバコを吸わないなどを行ったうえでの漢方治療なんです。

「そんなに訴えても全部は一度に治せない。何が一番困るんだい」

漢方薬を手にして、いろいろな訴えが治せるようになりました。四人に三人ぐらいは訴えや症状が良くなります。そこで「何か困ることはありますか？」と尋ねると、次から次に不満を言う人がいます。そんなときには「そんなにたくさん訴えても全部を一度には治せない。今まで西洋医学的にはまったく相手にされなかったのでしょう。だから、ひとつひとつ治していきましょう。漢方は全体を治すから、他の症状が治ることもあります。ともかく、いま一番困ることは何ですか？」と続けるのです。そしてひとつが良くなると、次に困ることをターゲットに治していけばいいのですね。そんなことをしていると、どんどんと症状は楽になりますが、以前は気にならなかったような症状が表面化したり、また新しい不調が生じますので、結局死ぬまでの一生のお付き合いになります。

「困ることを順に言ってごらん」

自分で、または他院で、自律神経失調症とか、更年期障害とか病名がつけられている患者さんの多くは漢方薬で結構よくなります。最初から当たると思わなければ、結構リラックスして使用できます。順次漢方薬を処方していくと、楽な状態が訪れることがあります。さて、そんな漢方薬を飲んでいると、どんどんと元気になります。笑顔が増えていきます。でもそんな患者さんの多くは、玉葱をむいても、むいても、また玉葱が出てくるように、ひとつの訴えが治っても、また次の訴えを探しに行きます。ともかく、訴えの宝庫なのです。そんなときの対処の方法は、「困る順番に言ってごらん」とうながして、そのときどきの困ることを順に記載することです。そうすると半年から一年ぐらい経って、「前に一番困っていた○○の症状はどうなったのですか?」と尋ねると、「ああ、あれは良くなりました。でもこれが困るのです」といった話になります。訴えは果てしないですが、元気になると笑顔が増えて、行動的になります。そんなことを見るのも外来診療をしていて楽しい瞬間ですね。

「なんでも聞いてあげるけれど、まず良くなったことを言いなさい」

一方でご不満が一杯の人は、来るたび、来るたびにひたすら文句を言います。さすがの僕も辟易することがあります。それも再診のたびに機関銃のように不満を言われると、まったくリラックスできません。そんなときは患者さんとルールを決めるのです。「なんでも聞いてあげるけれど、まず良くなったことを言いなさい」。そうすると一生懸命、少しでも良くなったことを探して、一つ二つ言って、その後、いつものように不満の機関銃攻撃が来ます。でも良くなったことを励みに外来診療が出来るのでリラックスした態度で望めますね。患者さんもまず良くなったことを一生懸命探す努力をしますので、まだまだ訴えはたくさんあるのでしょうが、前向きの姿勢になります。

「季節によって悪いこともあるよ。一年前と比べてごらん」

「先生、やっぱり悪くなった」と訴える患者さんもいます。何年も苦労している症状や訴えが一時は良くなっても、また悪化することがあります。患者さんとしてはせっかく良くなったのに少々心配なのでしょう。西洋医学的治療で何年も治らなかった症状や訴えが、漢方で少々上向きになったときに起こります。そんなときは、一年前と比べて下さいとお願いしています。経過の長い病気は春夏秋冬で軽快増悪を繰り返します。一年前の同じ季節と比べてもらうと、「確かに昨年よりはいいね」と納得することが多いと思います。

「治るにはかかってからの半分の時間がかかることもあるよ」

西洋医学的治療で長らく治らなかった訴えや症状が少々良くなると、いつになったら完全に治るのですかという欲が出てきます。「先生、いつになったら治るんだい？」などと質問されたときは、僕の漢方の師匠（松田邦夫先生）の師匠（大塚敬節先生）はかかった年数の半分が必要だとよく言っていた」と説明します。そんなに時間がかかるなら死んじゃうよと言う患者さんもいますが、ともかく良くはなっているのです。完全に良くなることにもちろん照準を合わせますが、少し良くなっているだけでも十分ですよね。そんな切ない思いをなんとか納得してもらう方便ですね。

「漢方でよかったら、いつでも相談に乗りますよ」

「何か困っていることはありませんか?」と尋ねて、患者さんの困っていることが理解できたあとは、「漢方薬でよかったら試してみますか?」と促すのですね。でも「漢方薬は信じないからいらない」と言う患者さんも少なくありません。そんなときは深追いしません。ある意味、その患者さんの訴えはその程度のものなんだなと思ってしまいます。本当に困っていれば、現代西洋医学で治らないのであれば、どんな方法でも試してみたいと思うでしょう。それも副作用も少なく、重篤な副作用はごくまれで、それでいて薬剤費用は健康保険が効いて安価なのですから。最後に「漢方でよかったら、いつでも相談に乗りますよ」と言い添えて、診療を終了すればよいのですね。そんな優しい言葉をかけてあげれば、後日「先生、やっぱり漢方試してみる」と言って再診に訪れる人も少なくありません。

「誰も取り合ってくれないんだね。困っているんだね」

患者さんが困っているときは、「誰も取り合ってくれないんだね。困っているんだね。自分の言葉でよいから困っていることを言ってごらん」と促します。そしてカルテには患者さんが発言したままを記載します。昔、僕は英語でカルテを書いた時期もありました。英語で書くと言うことは、患者の訴えをこちらが解釈してそして英語の単語を当てはめるのです。ですから、西洋医学的病名を決定するには英語のカルテでも事足りるのですが、漢方薬を処方するには本人が言ったことをそのまま記載したほうがわかりやすいことがあります。大学病院では電子カルテです。他の診療科の先生のカルテも同時に閲覧可能なのです。僕の記載したカルテを見て、他の先生達はびっくりしているかもしれませんね。患者さんの訴えがそのままの言葉で記載されていますから。

「漢方薬はあなたという森全体を治すのですよ」

漢方薬は昔の知恵で、生薬の足し算です。足すしか能がない時代の叡智の結晶なのです。西洋医学的病名がない時代に、病気を治そうとしたのです。体全体しか診られない時代に病気を治すという知恵は、体全体を治す知恵とほぼ同じなのですね。現代西洋医学はピンポイントの病気を見つけ、そこに介入しますので、サイエンティフィックで論理的で、ある意味かっこ良い治療法です。一方で、漢方治療では詳細がよくわからないので全体を診て全体を治して、その勢いで病気や訴えも治してしまおうといった感じでしょうか。ですから、漢方薬ではメインターゲットの症状以外の訴えも治ることがあるのです。つまり随伴する症状が楽になることを頻回に経験します。たとえば、漢方薬で、便秘、食欲不振、不眠を治すと、極論すればすべての訴えが治る可能性があります。まずは、人間の基本的な満足感を得られる状態、つまり快便、快食、快眠を目指しましょう。患者さんには「漢方薬は昔の知恵ですが、あなたという森全体を治す可能性があるのですよ」と説明すればいいのです。

患者さんに嫌われることも大切

僕はすべての患者さんに好かれようとは思っていません。医者と患者さんには相性もあるでしょう。また、あまりにも無礼な患者さんは診る気が起こりません。またあまりにも生理的に受けつけない患者さんも残念ながらお断りモードですね。境界型の神経症といわれるような患者さんも困ります。今まできわめて良好な人間関係であったのに、ちょっとした出来事で、手のひらを返したように豹変する人などです。こんな患者さんは、患者さんの全体を診ようなんて一切思わないで、むしろ上手に嫌われるように努力しています。漢方を使用していると、信頼してくれる患者さんが残ります。治らない患者さんや信頼が薄い患者さんは自然と離れていきます。つまり自分と相性のよい患者さんが自然と残り、そんな患者さんはまた相性がよい患者さんを紹介してくれます。ですから僕の外来はとても忙しいですが、本当に毎日楽しいですよ。

僕の外来診療の変遷

医者になりたての外来診療……外来は Duty

「最初はグー、じゃんけんぽん」

「負けた、半年間外来当番か、損だな」

そんな会話を昔々した覚えがあります。大学病院で若手の医師として勉強しているころ、外来は Duty でした。できればやりたくない。でもやらなければならないときは、しょうがなくやろうといった感じです。

患者さんの話を一生懸命聴いて、そしてそれに答えてあげる。しかし、経験も浅い医師ですので、自分一人で解決できることはそんなに多くはありません。患者さんの問題点を整理して、そして上級医師に相談して、外来診療を学んで行きました。

そんな Duty 外来はある意味勉強になりましたし、患者さんにとっても一生懸命に話を聴いてくれる若い医師がいるので、話を十分に聴いてもらったというある程度の満足感は得られたのではと思っています。患者さんの話を聞くのも要領を得ませんから、結構な時間がかかりました。外科医でしたから外来診療をやるよりは手術に入りたいなと思っていたものでした。そんな外来の思い出です。

そこそこの医師になっての外来診療……リラックスできない

医師として六年間の研修が終了し、水戸赤十字病院に出張しました。血管外科ができる一般・消化器外科医としての出張でした。特に血管外科医は僕一人しかいませんでしたので、血管外科関係の患者さんに自分の知識だけで対応することになります。リラックス出来ない外来でした。でも自分の領域の患者さんであれば、ある程度は対処可能です。今までに習った方法で、そして血管外科的な病気があるかないかを判断し、次に投薬や手術のお話をします。問題は、自分の領分ではない患者さんへの対応です。「あなたの訴えは、○○や△△の検査をしたが私の領域の病気ではない。つまり、あなたが訴えていることは私の治せる範囲のものではない。他の診療科に行ってもらいたい」とお話をするのです。つまり、自分の領域の患者さんであるかを見極める外来ということになります。

患者さんは病院に来院する理由があって、わざわざ病院に来ます。僕たち医師は患者さんの西洋医学的病名を一生懸命探すのです。西洋医学的病名がなければ病気ではなく、西洋医学的病名があれば、それに対する治療を行うのです。実は、そこには齟齬があります。患者さんの訴えに、いつもいつも西洋医学的病名が対応するとは限りません。つまり西洋医学的病名がなくても、患者さんが症状を訴えるときはどうすればよいのでしょうか。これが、リラックスできない外来の一因ということです。

オックスフォード留学で学んだこと……エリート達の仕草

約一〇年間一般・消化器外科医の修練を積んで、なんの拍子か、英国オックスフォード大学に留学する機会に恵まれました。それも大学院への留学です。一方で、博士課程の修了の証しであるDoctor of Philosophyを取得できないときは、奨学金を全額返済という条件つきでした。十分に考えることもなく、また考える材料もないので、「えい。やー」と応募し、そして選ばれて、英国オックスフォード大学の学生となることになりました。英語に関しては日常会話程度はなんとかなりましたが、専門的な話などはまったくちんぷんかんぷんでした。学ぶものは、なぜか「移植免疫学」としました。それまでまったく移植免疫学には縁がなかったのですが、水戸赤十字病院時代に、肝臓の手術をある程度任されるようになり、肝臓の手術に興味を持っていたことが一因と、その頃から日本でも移植医療がぼつぼつ始まっていたことなどが原因でした。しかし、自分自身に免疫学の基礎もまったくないのに、今から思えば無謀にも「移植免疫学」を専攻科目として選びました。オックスフォードに留学して初めてわかったことは、Doctor of Philosophyは全員がとれるような簡単な学位ではないということです。しかし、日々一生懸命勉強し、友人にも恵まれ、なんとか五年間の留学で取得することができました。その間、日本に帰国することはありませんでした。帰国すると心が萎えそうで、一度も帰国せずに五年間を過ごしました。

さて、そのオックスフォードには実は世界からエリート達が留学してきます。英国内の優秀な人達ももちろん集う場所ですが、それ以上に、旧英国植民地（コモンウェルス）やEU諸国、そしてアメリカからエリートが集う場所だったのです。彼らは本当にかっこ良い人がたくさんいました。日本でいえば文武両道といった感じでしょうか。勉強もスポーツもできるのです。兵役をすませている友人もいました。そしてなにより共通していたのは、優しい気持ちです。僕のつたない英語も一生懸命聞いてくれます。僕の家内に対しても優しく接してくれます。なんと表現してよいのかわからないのですが、優しいオーラが満ちあふれていました。もちろん彼らはプライドを持っています。日本で接した偉い先生方の雰囲気とはどうも違う何かがあったような気がしました。

そんな彼らのような雰囲気を自分自身が患者さんにも表現できないかと、今から思えば感じていたのでしょう。優しさが本当に大切と彼らを見て、彼らと友達になって腑に落ちました。

接遇コースで学んだこと……表面的な味気なさ

帰国して、大学病院で血管外科医として勤務することになりました。移植免疫の研究室を立ち上げ、そして血管外科の魅力を若手医師や、学生に伝えて、血管外科は徐々に大きくなりました。一方で、移植免疫の研究室も国内や国外からの留学生が集うようになり活気あふれる研究室となりました。

自分のチームをより磨かれたものにするために世の中の接遇というものを経験しておこうと思い、病院関係者向けの接遇コースに参加してみました。いわゆる患者様やご家族に対する接遇スキルを学びました。『病医院や介護施設はいずれも健康への不安心理に包まれた方々がやってくる特殊な場所であるため、スタッフの接遇スキルにも特別な思いやりと心配りの必要性が出てきます。患者様やご家族、利用者の心情を最重要要素としてベースに置きつつ、どなたにも信頼され好感を抱かれる接遇スキルの数々を、実践的に学びます』と言った文言がうたい文句のコースです。とても勉強にはなりました。でもどうも居心地の悪い違和感を感じていました。飛行機に乗るときにキャビンアテンダントに要求されるようなことを、我々が要求されていると思ってそれを実践している。そんなイメージ

88002-827 JCOPY

です。病院や診療所に行くときに、飛行機やホテルで施されるような対応だけを望んでいるのでしょうか。確かにそういう対応で気持ちが良いこともありますが、ことの本質は症状や訴えに対処してもらいたいのです。また、ある場合は、医師からしっかりと叱ってもらいたいのではないでしょうか。接遇スキルの練習は確かにそうだと思う気持ちと、どうも違うと思う気持ちが向き合う結果となりました。

ビジネススクールで学んだこと……医療はサービス業

また、土曜日や日曜日、平日の夜などを利用して慶應のビジネススクールに受講に行きました。社会人向けのそんなコースがあるのです。いろいろな友人ができ、何人かは今でもお友達です。医療向け以外のコースもたくさん受講しました。医療向けのコースもいくつかありました。ビジネススクールでは「医療はサービス業」といった内容を勉強します。顧客を満足させて、そして医療というサービスを提供するといった感じです。ビジネススクールでの勉強も楽しかったのですが、でもどうもこれも違うかなと思うこともありました。医療行為で顧客の表面的な満足度だけが金銭を受け取るに値するのかと思いました。そんな外来もありでしょう。医療を通じて金儲けのシステムを作るには、患者さんに嫌われない外来が大切でしょうが、本当の医療とはそういうものなのかな、という疑問も沸いて来ました。

88002-827 JCOPY

コーチングで学んだこと……患者さんの話を聴いていない

「部下を伸ばすコーチング」（ＰＨＰ研究所）という黄色い本に出会いました。ビジネスに興味があったのでビジネス棚にあったその本に手がいったのです。「コーチングとはなんだ？　スポーツのコーチみたいなもんかな」なんて思いました。なんとなく興味がわき、著者である榎本英剛さんが主催するＣＴＩコーチングの勉強会に参加しました。コーチングとは四つの礎がクライアントの力や可能性を引き出すそうです。その四つとは、①クライアントはもともと完全な存在であり自ら答えを見つける力を持っている、②クライアントの人生全体を取り扱う、③主題はクライアントから、④クライアントと共にその瞬間から創り出す、ということです。なんとなく新しい発見があり三日間のコースを合計五回通いました。結局はよくわからず、間違いなく手にしたものは、患者さんの話をちゃんと聴いてあげていないという僕の現実でした。そこで、本邦で初となる保険診療でのセカンドオピニオン外来を大学病院で始めようと思ったのです。

セカンドオピニオン外来で得られたこと……患者はほとんどわかっていない

コーチングでの気づきをもとに、セカンドオピニオン外来を本邦で初めて保険診療で開始しました。お一人一時間お話を聞いてあげました。患者さんの病院への支払いは保険診療ですので初診料だけで一〇〇〇円前後でした。ところが全国から飛行機や新幹線を利用して、結構な交通費を払ってまで患者さんが殺到し、三ヵ月以上予約で一杯という状態が続きました。木曜日に七人、土曜日に四人の方のお話を聞いていたのです。一般・消化器外科以外にもどんな診療科の相談でも受け入れていました。予約時にあらかじめ、今までの経過と現在の疑問点や質問をファックスしてもらい、それをもとに当方もしっかり勉強して外来に望んでいました。

テレビやラジオでも紹介されましたが、セカンドピニオンという言葉自体が認知されておらず、メインキャスターの方に、セカンドオピニオンはどう読むのですかなどと聞かれたこともありました。何年にもわたりセカンドオピニオン外来を行い、そのうちに、日本全国にセカンドオピニオンが徐々に普及し、今やセカンドオピニオン外来がない病院は一流ではないという印象が持たれるようにまでになりました。セカンドオピニオンを日本に普及させるという僕の夢は達成され、現在セカンドオピニオン外来を僕自身は行っていません。テレビのＣＭでセカンドオピニオンという言葉が当たり前のように登場するようになりました。

そのセカンドオピニオン外来でたくさんのことを学びました。まず、相談にこられる患者さんの多くは正しい医療を施されていますが、患者さんやご家族は満足していません。だからこそはるばる相談に来るのです。これほど正しい医療が行われていながらなんで満足できていないのだろうと思いました。

また、患者さんは医師の話のすべてを理解できていません。むしろまったく理解できない患者さんもいます。相当な時間を患者さんに割いても、患者さんの理解度が深まるのではなく、「長い時間話をしてもらって良い先生だった」と思うだけなのです。

また、都合の良い話は受け入れ、自分に都合の悪い話は拒絶する傾向があります。ともかく、患者さんが持ってくる書類、医師が説明に使用した絵などを見ても、本当に適切に、正しく説明されていながら伝わらないのです。結局、いくら話しても、多くの患者さんではその内容のほんの少しの部分しか伝わらないということが腑に落ちました。

保険会社の意見書を書いて学んだこと……こんなことでも訴えられる

病院と契約している保険会社の意見書を書く機会が増えました。患者さんから病院が訴えられた場合に、その非が病院にあるのか、ないのかを判断するのです。これはどう考えても病院や医師の過誤だなと思われることも少なからずありますが、一方でこんなことでも訴えられるのかとびっくりすることも多々あります。医療や医師に対する不信が徐々に広がっているようにも感じました。また権利意識が異常に亢進していると思う事例もありました。逆に、こんなとんでもない医者や病院があるのだと思うこともありました。しっかりと医師患者関係を築いていかないと、いろいろと不愉快な問題に巻き込まれるということも感じ取りました。

テレビ番組出演で得られたこと……いいとこ取りされる

セカンドオピニオンのパイオニアとしてメディアに出るようになり、また広くいろいろなことに答えられるので、医療情報番組にもレギュラー出演するようになりました。その番組は一〇〇回近く出演し、とても楽しく勉強させてもらいました。テレビで学んだことはテレビの編集過程ではいいとこ取りしかしないということです。ある程度の録画を収録し、そして都合の良いところを切り貼りして番組を作ります。ですから、長々しゃべる人は嫌われます。適切な言葉を短く、わかりやすく発言することが大切です。最初は、いいとこ取りをする番組作成スタッフに腹立たしさを覚えたこともありますが、彼らの立場に立てば、視聴率が取れなければ、仕事が離れていきます。そんな彼らの立場をわかるようになると、それもしょうがないのかなと思えてきました。こちらがどんなに短い台詞を拾われても大丈夫なように発言をすればいいのだと開き直ったのです。これがテレビでは大切です。同じく外来診療でも大切です。患者さんや患者さんの家族は、すべてのお話のストーリーを覚えていません。当然当方の診療を録画も録音もしていませんので、帰宅して聞き直すこともありません。つまり記憶に残る言葉だけが、認識されていくのです。テレビと似ていますね。これを理解しないと、患者さんとの距離は縮まりません。

漢方に出会ってからの外来……リラックスして患者さんと歩める

外来をリラックスして行えるようになったのは、漢方に出会ってからです。漢方は西洋医学が発達する前の知恵ですから、患者さんの症状や訴えに対して、現代医学的病名がなくても処方できるのです。そして、昔は今のように医療が専門分化していませんので、漢方という引き出しがあれば、どんな症状や訴えにも対応可能です。つまり漢方薬を処方できるようになれば、突然に総合臨床医になってしまうということです。漢方を使用する立ち位置は、現代西洋医学的治療で困っている人と限定すれば漢方の出番は相当あります。現在漢方を教えて頂いている松田邦夫先生から二一世紀の漢方の正しい立ち位置を学びました。現代西洋医学の向こうを張ろうと思わなければ、こんな素晴らしい知恵はないのです。「漢方薬でよければ試してみますか」こんなことを言えるのでいつもリラックスして外来が行えるのです。

運動の素晴らしさを体感してからの外来……養生も大切

西洋医学のある専門領域でのプロフェッショナルになり、そして漢方という診療科を問わない武器を手に入れて、リラックスできる外来を行えるようになりました。ところが、漢方は養生のひとつと常々、松田邦夫先生に教えていただいています。養生とは日常生活の管理ですね。暴飲暴食をしない。ストレスをなるべく少なくする。適度な睡眠をしっかりとるなどなどです。そのなかでも運動はやはり大切なのですね。ぼくは血管外科医ですので、たくさんの動脈硬化症の患者さんを拝見しました。そして、動脈が詰まった状態ですから、動脈硬化症のなれの果ての患者さんをたくさん見てきました。その結論は、一生懸命、体のパーツを治しても、次から次に他のパーツが壊れていき、最後は急所も壊れて、そして死んでしまうということです。つまりなるべく早く健康管理の重要性に気がつかないと、取り返しがつかないことになるということです。今は、患者さんに養生の重要性を一生懸命語っています。また適切で正しい運動が何かを自分自身で探しています。

おわりに

この本を読んで頂きありがとうございます。外来診療が好きな先生方の参考になれば幸いです。「こんな話し方もあるのか。真似してみよう」という好意的な反応も大歓迎ですし、一方で「私はこんな外来はしないな」というような批判的な材料として使用して頂いても結構です。僕は血管外科医として西洋医学のプロフェッショナルとなり、そして西洋医学には限界があることに気がついたときに、漢方薬という別の引き出しに巡り会いました。この本のなかにも、漢方というまったく別の治療手段を手に入れてやっとリラックスして外来診療ができるようになった自分自身が描かれています。

もしも、漢方に少しでも興味が沸いて、その勉強方法に迷いがあれば、僕の著書も参考にしてください。本当に明日から使える漢方薬シリーズが新興医学出版社より三冊出ています。「明日から本当に使える漢方薬　七時間速習コース」、「フローチャート漢方薬治療」、そして「モダン・カンポウを学ぶカンタン・カンポウ」です。

本書を執筆するに当たり大変にお世話になりました野村貴久殿と新興医学出版

社の林峰子社長に心から御礼申し上げます。

二〇一一年一月吉日

新見正則

参考文献

松田邦夫、稲木一元、『臨床医のための漢方 基礎編』カレントテラピー、一九八七年
大塚敬節、『大塚敬節著作集　第一巻〜第八巻別冊』春陽堂、一九八〇―一九八二年
大塚敬節・矢数道明・清水藤太郎、『漢方診療医典』南山堂、一九六九年
大塚敬節、『症候による漢方治療の実際』南山堂、一九六三年
稲木一元・松田邦夫、『ファーストチョイスの漢方薬』南山堂、二〇〇六年
大塚敬節、『漢方の特質』創元社、一九七一年
大塚敬節、『漢方と民間薬百科』主婦の友社、一九六六年
大塚敬節、『東洋医学とともに』創元社、一九六〇年
大塚敬節、『漢方ひとすじ 五十年の治療体験から』日本経済新聞社、一九七六年
松田邦夫、『症例による漢方治療の実際』創元社、一九九二年
日本医師会編、『漢方治療のＡＢＣ』日本医師会雑誌臨時増刊号一〇八巻、一九九二年

大塚敬節、『歌集杏林集』香蘭詩社、一九四〇年
三潴忠道、『はじめての漢方診療十五話』医学書院、二〇〇五年
花輪壽彦、『漢方診療のレッスン』金原出版、一九九五年
松田邦夫、『巻頭言：私の漢方治療』漢方と最新治療十三：二一四、世論時報社、二〇〇四年
新見正則、『本当に明日から使える漢方薬』新興医学出版社、二〇一〇年
新見正則、『西洋医がすすめる漢方』新潮社、二〇一〇年
新見正則、『プライマリケアのための血管疾患のはなし　漢方診療も含めて』メディカルレビュー社、二〇一〇年
新見正則、『フローチャート漢方薬治療』新興医学出版社、二〇一一年
榎本英剛、『部下を伸ばすコーチング』ＰＨＰ研究所、一九九九年

参考資料

株式会社ツムラ、『TUMURA KAMPO FORMULATION FOP PRESCRIPTION ツムラ　医療用漢方製剤』ツムラ、東京、二〇〇九年九月制作

88002-827 JCOPY

秋葉哲生、『洋漢統合処方からみた漢方製剤保険診療マニュアル（ポケット版）』ツムラ、東京、二〇〇六年
長谷川弥人、他編『漢方製剤活用の手引き―証の把握と処方鑑別のために―』ツムラ、東京、一九九八年
株式会社ツムラ、『KAMPO STUDY NOTEBOOK』ツムラ、東京、二〇〇七年三月制作

著者紹介　新見　正則　Masanori Niimi, MD, DPhil, FACS

1959 年　京都生まれ
1985 年　慶應義塾大学医学部卒業
1985～1993 年　慶應義塾大学医学部一般・消化器外科
1993～1998 年　英国オックスフォード大学医学部博士課程
1998 年　Doctor of Philosophy（DPhil）取得
1998 年～　帝京大学に勤務
2010 年～　愛誠病院漢方センター長

帝京大学医学部外科准教授，日本大学医学部内科学系統合和漢医薬学分野兼任講師，アメリカ外科学会フェローFACS，愛誠病院下肢静脈瘤センター顧問，愛誠病院漢方外来統括医師

専門領域

血管外科，移植免疫学，東洋医学，労働衛生コンサルタント

著書

下肢静脈りゅうを防ぐ・治す．講談社，2002，西洋医がすすめる漢方．新潮社，2010，本当に明日から使える漢方薬．新興医学出版社，2010，プライマリケアのための血管疾患のはなし 漢方診療も含めて．メディカルレビュー社，2010，フローチャート漢方薬治療．新興医学出版社，2011，ほか

英文論文多数（IF 約 250）．セカンドオピニオンのパイオニアとしてテレビ出演多数．漢方は松田邦夫先生に師事．

©2011　　3 刷　2014 年 5 月 28 日
第 1 版発行　2011 年 5 月 28 日

リラックス外来トーク術
じゃぁ、死にますか？
（定価はカバーに表示してあります）

検印省略

著者　新見正則

発行者　服部治夫
発行所　**株式会社　新興医学出版社**
〒113-0033　東京都文京区本郷 6 丁目 26 番 8 号
電話 03(3816)2853　FAX 03(3816)2895

印刷　大日本法令印刷株式会社　ISBN 978-4-88002-827-9　郵便振替　00120-8-191625